黒田洋一郎 著

アルツハイマー病

岩波新書

561

はじめに

アルツハイマー病は治療しなければならない。

この病気は、日本では、一九七〇年代のベストセラー『恍惚の人』(有吉佐和子)によって、その典型的に悪化した症状が広く知られて以来、おもに高齢者がかかる原因不明で不治の「ボケ病」として恐れられてきた。

しかし今日では、家族の協力で早めに発見できれば、症状を改善したり、進行をある程度食い止めたりできる場合があることがわかってきた。ごく少数とはいえ、「アルツハイマー病患者に薬が効いた」という医学論文が現れているし、欧米ではアルツハイマー病の治療薬がすでに二種、正式に認可されている。薬やリハビリテーションによって熱心にこの病気の治療に取り組んできた現場の医師らの実感も、そのことを支持している。

臨床分野だけではない。疫学調査によって、どんなことがあるとアルツハイマー病になりやすいか、という「危険因子」の情報も蓄積されてきた。アルツハイマー病の原因や発病のメカニズムについても有力な説が出てきており、根源的な治療薬の開発も夢ではない。

すなわち、「アルツハイマー病はいったん発病したら症状が進む一方で手の施しようのない病気だ」とはもはや言えず、ガンのように「早期発見・早期治療、定期検診を目指す病気」となってきた。

だが一方で、アルツハイマー病は、歳をとれば誰もが一定の確率でかかりうる、脳の老化に関係した病気で、患者数が累積することは確かである。この意味では依然としてたいへんな病気である。

もしこのまま有効な対策をとらずにいれば、日本社会の高齢化が進むとともに、患者の数は間違いなく増加する。厚生省データによれば、一九九〇年時点でアルツハイマー病患者が約半分を占める「痴呆性老人」は約一〇〇万人だが、二〇二〇年になると約三〇〇万人に達し、これは六五歳以上の全高齢者の八・九%を占める予想である。一〇人に一人近くが痴呆となると、もはや「病気」というには多すぎる。あなたも私も、「アルツハイマー病患者予備軍」であるし、その前に、家族の誰かがかかることを考えると、より確実に「アルツハイマー病患者の介護者予備軍」でもあるのである。

しかも、二一世紀の日本は、高齢化に輪をかけて少子化が進む見通しである。多数の高齢者

（その約一割が痴呆患者）を少数の生産年齢世代が支えなければならない。介護を必要とする患者数を減らすためにも、アルツハイマー病を治療可能のうちに早く発見して、少なくとも症状の進行を遅らせる意味はとても大きい。一刻も早く、介護システムの拡充とともに、早期発見・早期治療のシステムをつくりはじめなければならない。

もちろん、予防ができればそれが最良である。原因がわかれば何よりだが、その手前でも、危険因子がわかれば、それを避けることによる予防が可能となる。この危険因子は、いくつかがすでにわかっている。原因究明の研究と、予防のための危険因子の解明に向かって、これまで以上の精力が注がれることが求められている。

この本は、脳の研究者の立場から、そしてまた「アルツハイマー病患者・介護者予備軍」の立場から、アルツハイマー病について、以上に述べたような全体を見渡して、どんな病気か（第1章）、どうやって早期に発見するのか（第2章）、どんな人がかかりやすいか（第3章）、原因をめぐる研究はどうなっているか（第4章）、予防法と治療法の現状と可能性（第5章）について述べたものである。そして、アルツハイマー病について考えてくるうちに、どうしても気になってきた、いま育ちつつある子どもたちの脳の問題について、最後の章を加えた。〝環境ホルモン〟のもつ、まだ明らかになっていない側面――「脳への影響」など――に注意を向けていただきたかったからである。

アルツハイマー病は、昔に比べて格段にわかってきたとはいえ、そもそもたいへんに複雑な「脳」をめぐる、そしてこれまたやっかいな「老化」と深く関係した病気である。なるべくわかりやすく書いたつもりであるが、時に、まだるっこしく感じられたり、難解さを覚えられたりするかもしれない。疫学や危険因子についての知識は、学校ではほとんど教えられないが、自分や家族の健康をどう守るかについて考え、判断するためには必要不可欠なものなので、やや深入りしたところがある。第4章の「原因」の部分はどうしてもむずかしくなってしまうので、おつきあいいただければ幸いだが、読まれる目的に応じて飛ばしてくださって結構である。

なお、この病気の呼び方については、日本では、いろいろと異なることがあるが、国際的な言い方にしたがって、一括して「アルツハイマー病」という呼び方を採っていることをお断りしておく。また、文中の人名に敬称は省かせていただいた。

目次

◆第1章◆

アルツハイマー病とは

アルツハイマー病とは、脳の中の神経細胞が異常に早く、多数死んで、「ボケ」、痴呆症状を示す病気の一種である。しかし、「ボケ」と言ってもそれがすなわち病気だということではない。「病気としてのボケ」(痴呆)は、物忘れがひどく(すなわち記憶が継続的に障害されたり)、思考や判断に障害をきたし、通常の社会生活がうまくいかなくなるなど、実際面を基準として診断される症状である。また、しばしば誤解されているようだが、痴呆のすべてがアルツハイマー病というわけでもない。この章では、どのような病気をアルツハイマー病というのかを見ていこう。

一 アルツハイマー病の発見

森鷗外(林太郎)が、当時隆盛となりつつあったドイツ医学、なかでも衛生学(直訳では「健康学」。現在の疫学や予防医学のもと)を学ぶために留学したのは一九世紀末の一八八四年であった。

アルプスの麓に「新白鳥城」をつくった「狂王」ルートヴィッヒ二世が、侍医グッデンとともに湖で溺死した事件をミュンヘンで耳にした若き鷗外は、のちに『うたかたの記』にそれを書いた。グッデンはミュンヘン大学の精神医学の教授でもあり、その後この地位を引き継いだのが、アルツハイマー病の名付け親であり、ドイツ精神医学を彼の精神病の分類とともに世界にひろめたクレペリン教授であった。

三十数年後、その世界的権威クレペリンに憧れ、脳病院長・斎藤茂吉がはるばるミュンヘンに私費留学する。しかし東洋の小国から来た彼は、クレペリンに無礼なまでに完全に無視され、握手すらしてもらえなかった。激怒した茂吉は、のちのち思いかえしては「毛唐め！」とののしっていたという。医学や科学もしょせん人間がやっており、高名な人必ずしも人格高潔、円満・公平というわけにはいかない。

アルツハイマー病は、このような時代のドイツ医学を背景に、奇しくも二〇世紀の幕開けとともに登場してきたのである。

ドイツ・フランクフルトの精神病院に五一歳の主婦D夫人が入院したのは、まさに二〇世紀最初の年、一九〇一年一一月二五日のことだった。彼女は夫に対する嫉妬妄想や、記憶の障害があり、自分がどこにいるのかわからないといった障害（「見当識障害」という）もあった。痴呆症状はだんだん重くなり、約四年半後の一九〇六年四月八日、寝たきりのまま亡くなった。

そのころのドイツでは脳の解剖学が盛んで、彼女の脳は病気の原因を確かめるための病理解剖にまわされた。その脳を見たのが、「新白鳥城」へ向かうロマンチック街道の出発点、ヴュルツブルグ郊外に生まれ、当時四二歳になっていたアロイス・アルツハイマーであった。

彼女の脳はひどく小さく萎縮しており、当時最新の方法で見ると、脳の中で多くの神経細胞が死んで数が少なくなり、それまであまり観察されていなかった、今は「老人斑」とよばれるシミのような蓄積物や、後年「アルツハイマー神経原繊維変化」とさえよばれた神経細胞中にたまったカスの増加がみられた。アルツハイマーは、その年の一一月三日と四日にチュービンゲンで開かれた南西ドイツ精神医学会の例会に、このD夫人の病状と脳にみられた神経病理学上の特徴を発表した。これがアルツハイマー病の最初の報告である。

アルツハイマーは、精神医学の師の一人クレペリンにより、彼がつくったミュンヘンの脳病院の解剖部門に招聘(しょうへい)されていた。そしてクレペリンは、早くも一九一〇年の教科書で、まだ例が少なく独立の病気かどうか詳しい検討がなかったにもかかわらず、愛弟子の一人アルツハイマーが報告したケースに「アルツハイマー病」という名前を与えたのである。もっと歳をとってから(六五歳ごろから)発病する老人性の同じような症状・病理像をもつ痴呆(老年痴呆とよばれた)の存在は知られており、当時から「別の新しい病気」かどうか問題だったのだが、そのころ日の出の勢いだったドイツの精神医学、神経病理学、ことにクレペリンの〝権威〟で、「アルツハイマー病」が生まれたともいえる。

この本では最近の国際的な呼び方にならって、アルツハイマーが発見したような初老期に発病する(狭義の)アルツハイマー病と老年痴呆とをまとめて(広義の)アルツハイマー病(Alzheimer's disease)とよぶことにする。日本では、広義のアルツハイマー病を、診断名としてアルツハイマー型痴呆とよぶことも多い。

ともあれ、誠実な研究者であったアルツハイマーの功績は、初老期に痴呆を示した患者の脳にも「老人斑」(四六ページ)や「神経原繊維変化」(四八ページ)が多いことを初めて正確に観察して論文にまとめたところにある。だが、当時としては無理だったのだろうが、痴呆を示さずに亡くなった正常な老人の脳など多くの脳と比較して研究したわけではない。そのため、のちに「アルツハイマー病の脳の特徴は老人斑と神経原繊維変化があることだ」といった誤解(実際は老人斑も神経原繊維変化も、正常の老人の脳にもある)が一般に流布されることになった。

このような、ある時代を先駆けた人が権威となったとき、後に続く人が先駆け期に得られた不十分なデータや単純すぎる仮説をそのまま、あるいは本人が言わなかったことまで曲解して信じ込むことは、科学の多くの分野に現在でも見られることである。そして、当時はもちろん一九九〇年代のはじめまで、アルツハイマー病はたしかに「原因不明・治療法なし」の難病であった。基礎的な学問である脳の研究・神経科学が遅れ、脳の中でどんな悪いことが起こっているか、さっぱりわからなかったためもある。

二　痴呆と痴呆でないもの

1　ボケと痴呆

「最近ボケましてね」などと冗談めかしてよく使われるように、ボケは日常用語で「時差ボケ」から漫才の「ボケとツッコミ」まで、さまざまな意味で使われる。一般には「頭の働きがにぶい状態」といったところだろう。

一方、「痴呆老人」や、「アルツハイマー病は痴呆の一種である」というように、これも最近ではよく使われる「痴呆」のほうは定義のある医学用語で、「いったん獲得した脳の機能が継続的に障害を起こし、記憶や判断・思考に支障をきたし、通常の社会生活で問題が出てくるよ

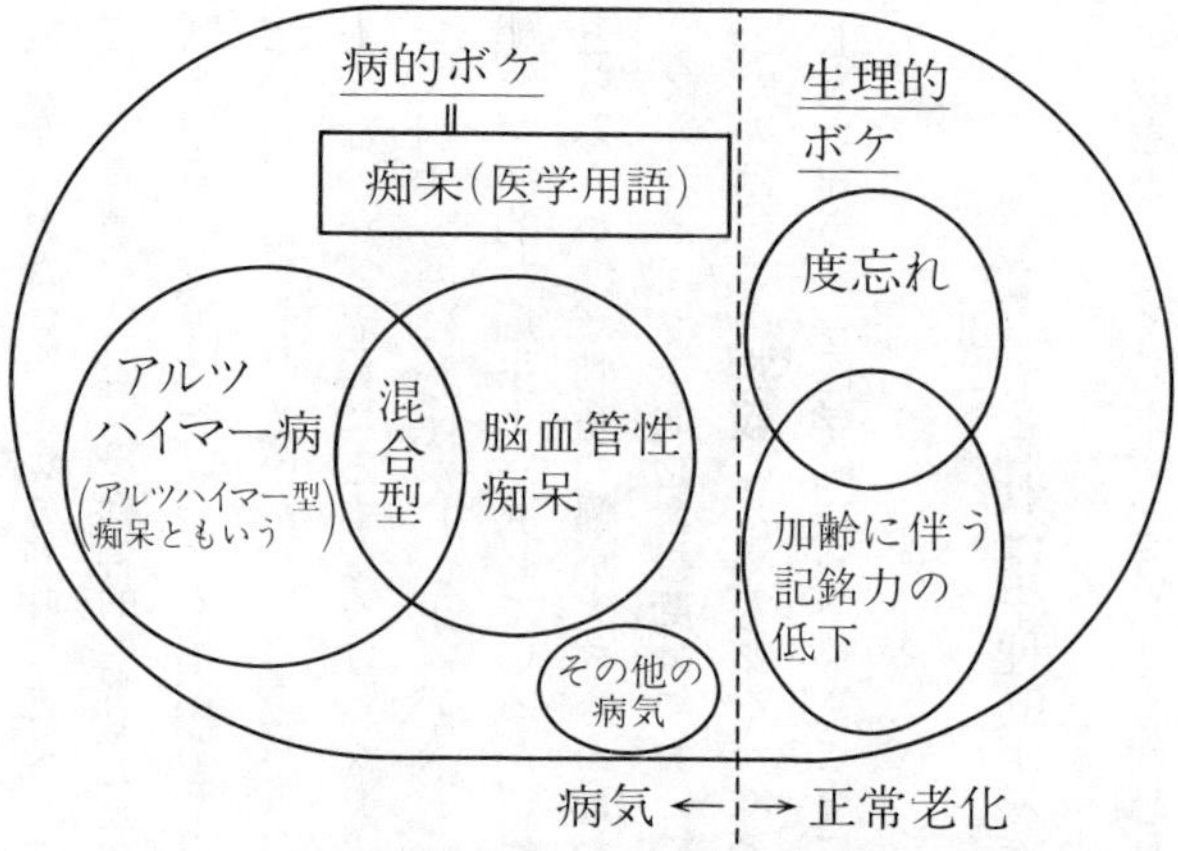

図 1-1　アルツハイマー病とボケの関係
概念としては上のように分けることができるが，正常老化と病気である痴呆の境目(灰色ゾーン)は実際にはわかりにくい(第２章の早期発見の節参照)

うな病的な状態」をいっている。要するに「物忘れが異常に増え、またとんでもない誤った判断などをするため、日常生活に困る」という状態である。

痴呆は、おおまかに、①アルツハイマー病、②脳の血管の異常による脳血管性痴呆、③その他の病気や障害による痴呆、に分類される。この痴呆＝「病的なボケ」と紛らわしい例に、思い出しだけが悪くなる度忘れや、歳とともに、だんだん新しいものが覚えにくくなる記憶力の低下などの「生理的ボケ」がある(図１-１)。

痴呆の定義に「いったん獲得した」とあるのは、「もともとの脳の発達にともなう障害や先天的な異常で機能が低下している場合を入れない」という意味である。また「継続的」と定義することにより、一時的な「せん妄」(支離滅裂な言動など精神的に混乱した状態)などの意識障害を除外している。だが、「記憶や判断・思考の支障」といっても幅がある表現で、医学用語としてもあいまいな面をもともと含んでいる。「物忘れが激しい」と表現された場合でも、これが「生理的ボケ」の度忘れのようなものなのか、老化にともなうゆっくりとした記憶力の低下なのか、それとも病的な痴呆なのかを区別するのはむずかしい場合がある。そこで、「通常の社会生活で問題が出てくるような状態」を病的な痴呆と定義しているが、それでも「社会生活で問題が出てくる」を、どのようにとらえるかは、判断の幅が大きいと言わねばならない。

アルツハイマー病を含む痴呆において、その初期の診断がむずかしく、早期発見がしにくかったのは、この定義のためもある。はっきりと問題を起こすまでは、アルツハイマー病と診断しないほうが「医学的に正しい」ことになってしまうからである。

2 度忘れは生理的ボケで、痴呆ではない

歳をとってくると、どうしても度忘れが増えてくる。人の名前などの固有名詞が急に思い出

せなくなる。「エーあの女の人、ほら、紅白歌合戦で最後に黒い服で出てきた、ほら沖縄出身の……」と、その人の顔やどんな人かということは、連想的にありありと目に浮かぶのだが、肝心の名前が出てこない。しかし、少したってから、「ああ、安室さんだった」と思い出せるので、本当に忘れていたわけではない。この特徴は、「物覚えが一般に悪くなった」という記銘力の低下よりも、むしろ記憶しているものを思い出すこと——これを「記憶の想起」という——が〝一時的に〟できなくなることである。もちろん、自分で記憶が想起できない（これを「記憶の再生」ができない、という）ときでも、「それは安室さんでしょ？」と誰かに言われれば、「そうそう」と思い出すことができる。こちらのほうは「記憶の再認」という（図1－2）。

つまり、度忘れは、記憶の再生ができないが再認はできる状態である。この〝症状〟は四〇歳を過ぎる頃から、ほとんどの人に出てくるので、これは脳が自然に少しずつ老化するために起こる普通の現象であり「生理的ボケ」であると一般に考えられているわけである。

しかしヒトの記憶のメカニズムを研究している立場からすると、もう少し違う解釈もできる。このような現象は、人の名前など、覚えている非常に多数の固有名詞のなかから、特定の一つを思い出そうとする場合に起こることが多い。人の顔や名前など事物の記憶が脳の中にどのような形で蓄えられているかは、まだはっきりとはわかっていない。しかし、一つ一つの事物の

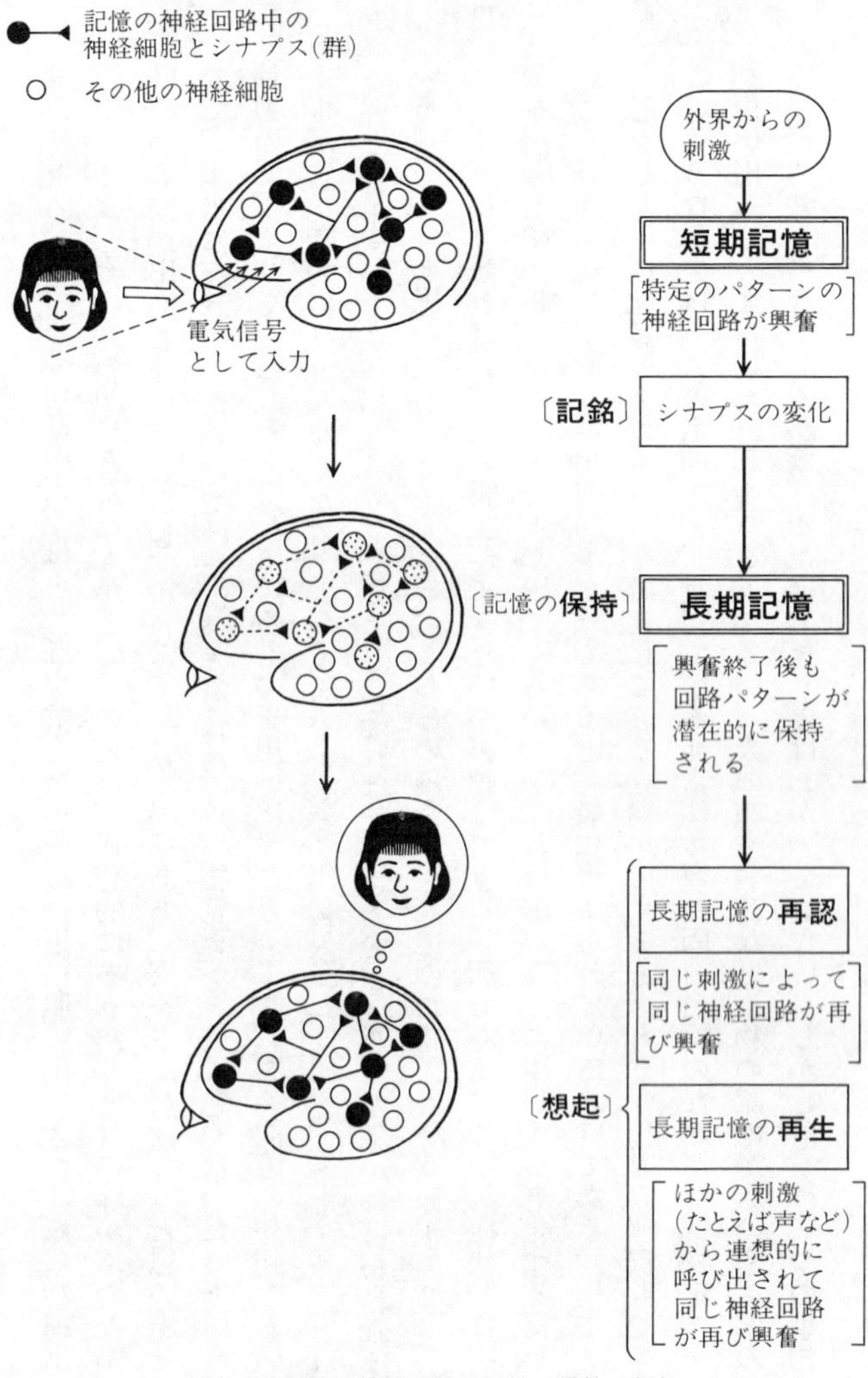

図 1-2　記憶の神経回路と記銘・保持・想起

記憶が、シナプスを介してつながっている多数の神経細胞からつくられている神経回路の、一つ一つ異なったパターンとして蓄えられているのは、ほぼ間違いない（図1－2）。

記憶は大きな電光掲示板に並んで絵や文字をあらわしている発光素子のように、脳の中で、数千以上の神経細胞の興奮（点灯）と非興奮（暗いまま）で表現される。そして発光素子の数が十分であれば、一つの掲示板に「龍」のような複雑な漢字まですべての文字をいくつでも並べ、文章までも表示することができる。表現は文字のような神経回路のパターン（実際には時間変化をともなっており「時空間パターン」とよばれる）をいくつでも並べることによって、ほとんど無限に増やすことができる。脳にある一定の数の神経細胞を使って、莫大な量のものごとをヒトが覚えられるのはこのためである。

しかしながら、脳の中の役割分担もさまざまに分かれており（一九五ページ、図6－1a）、たとえば人名を覚えるために使える場所には一定の限度がある。それゆえ、記憶しなければならない名前が増えてくると、困ったことが起こる。どうも、神経細胞の興奮パターンは重ね書きのように記憶されているらしく、大きさが変わらない白い紙に、人名をどんどん書き込んでいくのと同じように、読みとりにくくなるのである（図1－3）。この種の記憶は質の悪いインクのように次第に消えてゆく性質のもので、同じ名前に再び出会ったり、思い出したりしない

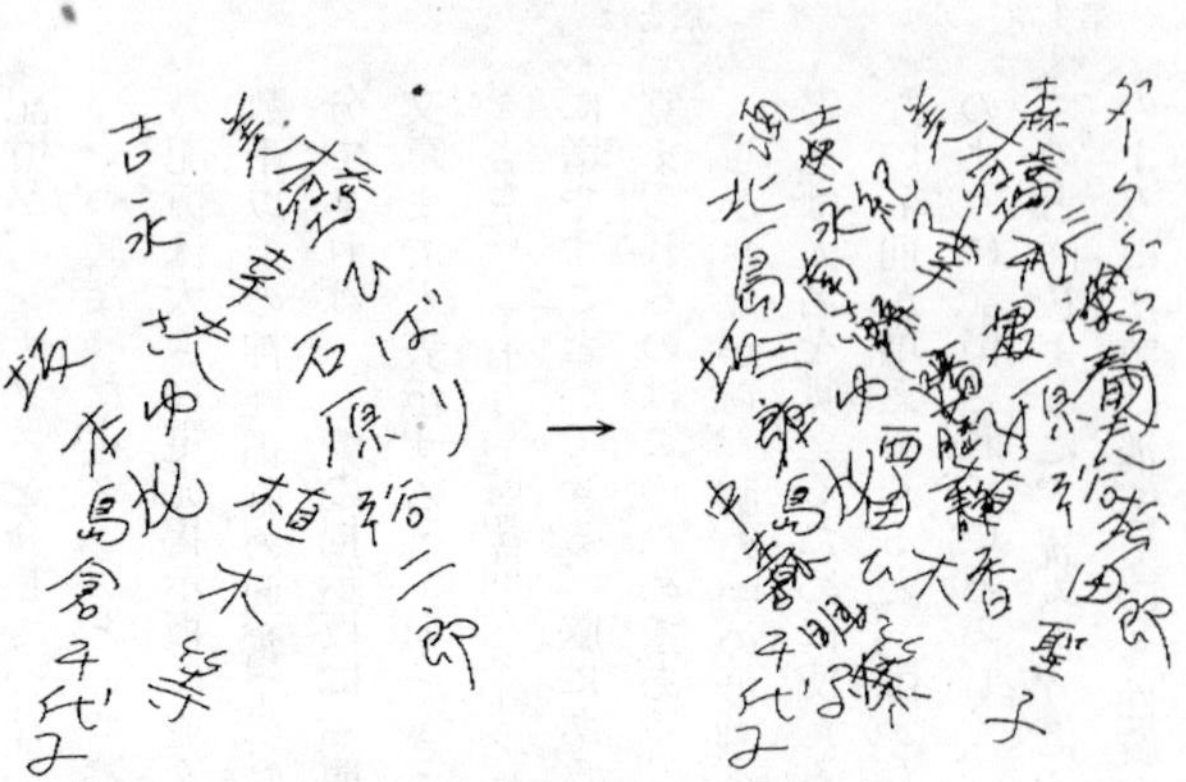

図 1-3　記憶の重ね書きと度忘れ

（「リハーサル」がない）限り、消えていってしまう。一方、少しぐらい字がおかしく書かれていても、重なって見分けにくくても、正しいものと同じと判断することも簡単にできる。この「パターン認識」の機能は、ヒトの脳のほうが、コンピューターよりはるかにすぐれている。

進化的にみると、ヒトの脳の構造はここ数十万年間は目立った変化をしていない。遺伝子変異にともなう進化のスピードは非常に遅いためである。私たちの脳は旧石器時代の人々の脳とほとんど変わっていない。

ところで二万年前のシベリアの狩猟・採集民族の生活を再現した『トナカイ月』（E・M・トーマス、草思社）などの本によれば、人々はせいぜい数十人の名前を覚えていればよかったようである。すなわち、ヒトの顔と名前の音の配列を結び合わせて覚える脳の部分には余裕があったのだろう。ところが現代の私たちが覚えなければならない人名は、歴史上の人物を含めて数百ではとどまらず、人によっては数千以上にものぼる。度忘れを訴えるのは中年以降の会社管理職などたくさんの人の名前を覚えることが要求されている人々に多いとされているのも、示唆的である。

白紙に同じ大きさの字でたくさんの名前を書き込んでいくと、だんだん余白がなくなり、しまいには字が二重、三重に重なって読みとりにくくなるように、限られたスペースしかないところに、数千もの似た情報が神経回路のパターンとしてコードされる（書き込まれる）と、正しい回路パターンをもつ電気活動の再生、すなわち読み出しが一時的にできなくなることは容易に想像がつく。記憶容量が限界に近づいてくるとしばしば止まってしまうコンピューターのように、情報を読み出すことがむずかしくなってくるのである。

ちなみに、ある人の顔を見たとき、人名は口に出てこなくとも、それが自分の知っている人物であることはわかる場合が多い（そもそも、人の顔ごと忘れてしまえば、「確かに知っているのに名前が出てこない」という「度忘れ」自体を自覚できないことになる。逆から言えば、いま自分が度忘れをしているとわかるためには、なにがしかの記憶は残っていなければならないわけだ）のは、ヒトでは視覚系が発達しているので、人の顔など「ものの形」を覚える部分として、脳のもともと大きい容量が割り当てられているからであろう。

度忘れは、「病的」とはいえないが、たしかに日常的には困ることもある。記憶の研究者として高名な先生が、講演の途中で外国の研究者の名前が急に出てこなくなり、本人はもちろん、聞いているほうもひやひやしたことがある。私も最近、この人名の度忘れがひどい。歳相応に、新しいことが若い頃のようにはスイスイ覚えられないことも自覚している。

米国では、日本と違って「ヒラリー、そんなことは決してなかったんだよ」など、ファースト・ネームを付けないと日常の会話がスムーズに成り立たない。人名が思い出せないと非常に困る。したがって、子どものときからの習慣（環境）で、人の名前の度忘れは日本人より少ないといわれる。もともと脳の中の「人の名前」領域は欧米人のほうが拡大しているのかもしれない。ことにヒトの脳は柔軟で、生後の環境によって変わりうる部分が大きいことが、よく知られている（専門用語では「脳の可塑性（かそせい）が大きい」という）。また、競争社会なので知的能力の衰えには敏感でドライである。したがって米国では、「歳をとるにしたがって起こる認知・記憶力の低下」――日本でいう「度忘れ」が含まれると思われる――が、痴呆ではないが日常生活で困る、一つの〝症候群〟としてとり上げられている。

繰り返すが、四〇歳を越えると度忘れを経験する人が多くなり、五〇歳を越えるとほとんど誰にでもある。このように多くの人がなること、またあることを完全に忘れたわけではないことから、度忘れは病気ではなく、あくまで「生理的なボケ」と考えるのが妥当であろう。少なくとも、度忘れがアルツハイマー病の始まりだとはいえないというのが、現在の多くの研究者の意見である。

日本の病院の「物忘れ外来」などで、軽度の痴呆やアルツハイマー病の初期と思われる人を探す際にも、「度忘れ」が多いということは判定基準に入れていない。

3　鬱病なども痴呆と紛らわしい

病気としての痴呆と一番間違えられやすいものとして、五〇歳から六〇歳ごろの初老期に多い鬱病がある。アルツハイマー病の診断で、どれくらい知的機能が下がったのかを判定するためにさまざまなテストをするが(五三ページ)、そのようなテストも、鬱状態になると、やる気がなくなりうまくいかなくなる。人がものを記憶する際に重要な要素である「動機」がなくなるので物覚えが悪くなり、かつ睡眠の障害などによって頭が重いことなども重なって、良い点が取れない。それゆえ痴呆と判定されてしまう場合も多いので注意すべきである。しかも、まずいことに鬱状態が続くとどうしてもあらゆる活動が不活発になる。このようなからだや脳の不使用は「廃用性退行」(一六六ページ、図5-3)をまねきやすく、アルツハイマー病の「危険因子」と考えられており(第3章)、アルツハイマー病になりやすくなることもあり油断できない。

もっと厄介なことには、逆にアルツハイマー病の一つの症状として鬱状態があるらしいことである。それまでできていたことができなくなる。その変化に全く気がつかないで痴呆になっていく人はある意味では幸せであるが、知能のくずれ方はさまざまなので、自己意識がかなり後まで保たれ、自分の記憶力が衰えていくのを自覚してしまう人は悲劇である。鬱状態になるなといっても無理であろう。したがってアルツハイマー病と鬱病は部分的にしろ共存する場合があり、診断をますます厄介にする。アルツハイマー病と鬱病との関係は、にわとりが先か玉子が先か、に似た面がある。

このように、アルツハイマー病と鬱病との区別はむずかしい場合があるが、一般には、「不眠がともなうことや、抗鬱薬が効き、それで症状が改善されること」などが、鬱病の診断基準になっている。

また、高齢者に起こりやすく痴呆と紛らわしいものに「意識障害」がある。アルツハイマー病は徐々に起こるが、意識障害は急に起こり一時的である。昨日まで正常だったのに、ある朝、急にふらふらしたり、意識が混沌としていたり、幻覚があったりしたら、すぐに医師にかかるべきである。意識障害は睡眠薬など薬の副作用でも起こる。

三　アルツハイマー病とはどんな病気か

1　脳血管性痴呆などアルツハイマー病以外の痴呆

痴呆をともなう病気には、アルツハイマー病だけでなくいろいろある。表1－1に痴呆をともなう病気・障害のおもなものを掲げておく。

日本で患者数の多いのは、脳卒中など脳の血管の異常で神経細胞が死んでしまう脳血管性痴呆である。俗に「まだら痴呆」ともいわれ、全体の約四〇%を占める。その次がアルツハイマー病で約三〇%。この両者の混合型が約二〇%、残りがその他となっている。しかし最近では、高血圧を防ぐために塩分をひかえ目にとるなどの生活習慣の改善にともなって脳血管性痴呆は減りつつある。一方、アルツハイマー病は増えており、二〇〇〇年過ぎにはアルツハイマー病が六〇%以上を占めるという予想もある。米国では、かなり前からアルツハイマー病が六〇%

表1-1　痴呆を起こすおもな原因と病名

原　因	病名など
神経細胞が死んでいく（神経変性疾患）	アルツハイマー病，ピック病，パーキンソン病，ハンチントン病
脳の血管がつまる・破れる（脳血管障害）	脳血管性痴呆（ビンスワンガー病，多発梗塞性痴呆），もやもや病
病原体の感染（感染症）	クロイツフェルト-ヤコブ病（狂牛病のウシからや，感染脳硬膜移植によるものも含む），エイズ脳症（痴呆），進行まひ（神経梅毒）
頭を強く打つ・傷を受ける（頭部外傷）	頭部外傷後遺症，慢性硬膜下血腫
神経毒性物質が脳に入る（中毒性障害）	透析痴呆（アルミニウム），鉛中毒，水銀中毒，アルコール性痴呆，コルサコフ症候群（過度の飲酒と栄養障害）
ホルモンの異常（内分泌障害）	甲状腺機能低下症，アジソン病，下垂体機能低下症
その他	脳腫瘍，正常圧水頭症，鉄欠乏症，てんかん，尿毒症，肝障害，ポルフィリン症

を占めているといわれている。この違いの原因は、①アルツハイマー病の診断が困難で診断基準も微妙に異なるために（後述）、米国医師がアルツハイマー病と診断しやすい、②生活習慣などの違いからもともと米国では脳血管性痴呆が少ない、などの可能性がある。

(1) 脳血管性痴呆

アルツハイマー病と異なり、脳血管性痴呆のほうは、病気の原因がはっきりしている。昔から脳卒中といわれていた病気では、脳の血管が破れて出血したり（脳出血）、からだのほかの部分でできた血の塊が流れてきて、脳の血管を塞ぐために血の流れが悪くなる(脳梗塞)ことにより、その血管から酸素や栄養物をもらえなくなった神経細胞が塊をなして死んでしまい、その場所がおこなっていたさまざまな機能が障害される。

脳のどの血管がやられたかにより、障害を受けた神経細胞が記憶などに関係していると痴呆症になり、言語中枢などがやられると言葉がしゃべれなくなって失語症となり、手足などの運動に関係しているとまひが起こる。どの部分の神経細胞がどのくらい大きくやられたか、原因は血管がつまったため(梗塞)か、出血したためか、など、人によって病気のようすが大きく異なり、痴呆でもその症状の出方が部分的で「まだら痴呆」といった症状を示す。この点は、痴呆の出方が全体的なアルツハイマー病とは対照的といえる。

脳血管性痴呆とアルツハイマー病とのもう一つの違いは、前者は脳卒中に引き続いて痴呆が発症してくることである。もっとも、ちょっとのあいだだけ意識がなくなって倒れたりする軽い脳卒中を繰り返し、脳の中に小さな梗塞がたくさんできる場合もある(これは「多発性梗塞」とよばれる)。この場合も痴呆になりやすいが、軽い脳卒中の発作を繰り返すたびに、階段状に症状が悪くなることが多い。

一過性脳虚血(TIA)では、一度の発作が軽く、神経症状がすぐにもとに戻って一見正常に

表 1-2　アルツハイマー病と脳血管性痴呆との違い

	アルツハイマー病	脳血管性痴呆
病気の進み方	ゆっくり，徐々に悪化	急に起こり，階段状に悪化
知的機能	全体的に落ちる	部分的に落ちる（「まだら痴呆」）
病　　識	ないことが多い	ひどくなる前はある
神経症状	早い時期はない	半身まひ，手足の運動障害，言語障害をともなうことが多い
人格・応対	人格が変わることが多く，記憶がないため妙な応対	人格が変わることは少なく，応対も自然（病的な泣き笑いなど，感情が不安定なことはある）
画像診断	CT, MRI ではじめ海馬など，のちに全体的な萎縮．また，脳溝や脳室が広がる．SPECT, PET で海馬周辺等の血流低下が認められる	CT, MRI で多くの梗塞が見られる（ただし，梗塞があっても無症状のことも多い）．SPECT, PET で広い範囲の血流低下が認められる

見えることもあり、「ただの立ち眩みだろう」などといって病院に行かない場合が多いが、危険である。これが起こるときは、もともと血塊ができやすく、または血管がすでに狭くなっていて一時的につまったのだが、運よくすぐに再開通したためである。これをそのまま放置して、二度、三度と繰り返せば、症状が次第に重くなることは必然で、痴呆はもちろん、大きな発作を起こして半身まひなどに至り、とりかえしがつかなくなることがある。

アルツハイマー病と脳血管性痴呆との違いを表1-2にまとめておく。実際の臨床診断は、両方の病気が重なっている「混合型」があるため、むずかしいことがある。

(2) 痴呆を起こすその他の病気

アルツハイマー病や脳血管性痴呆以外にも、患者数は少ないが、痴呆を起こす病気は数多く知られている。表1-1に、おもな病気を原因別にまとめておいた。脳がもっている記憶・判断など、いわゆる高次機能がいかにさまざまな原因で壊れやすいかがおわかりいただけるだろう。

簡単に説明すると、第一に、(アルツハイマー病以外の)「神経変性疾患」がある。さまざまな種類の神経細胞が、さまざまな原因で徐々に死んでいくと、それぞれ特徴のある病気になるが、その一つの症状として痴呆が出るものがある。おもなものでは、たとえばパーキンソン病、ハンチントン病、ピック病がある。

パーキンソン病は、手足の震え、歩行困難など運動系の障害が起こる病気である。患者数はアルツハイマー病と同じ程度に多く、また年齢とともに増加する。アルツハイマー病と同じく脳の老化が関連した病気で、痴呆をともなうこともある。脳の奥の「黒質」という場所の神経細胞がやられて起こることがわかっており、そのために不足するドーパミンという、神経伝達に必要な物質をL-ドーパなどの薬を使って補充すると、症状が良くなる。原因については、

MPTPという合成化学物質が同じようなパーキンソン症状を起こすことが、米国で偶然発見されてから研究が進んでいるが、本当の原因物質はいまもって不明である。

ハンチントン病は、ハンチントン舞踏病ともいう。一見踊っているようなぎごちない運動が目立ったところからそうよばれる。この病気は、一般のアルツハイマー病やパーキンソン病と異なり、遺伝性のものである。原因の遺伝子もわかり、最近では、アルツハイマー病と似たようなメカニズムによって神経細胞が死んでいることが解明されてきている。

ピック病はアルツハイマー病と似た病気だが稀で、前頭葉がやられ、人格の変化から始まると言われている。

第二に、病原体の感染による病気がある。一九九六年ごろ英国で狂牛病(ウシの海綿状脳症)にかかった牛の一部を食べた人が、もともとヒトの痴呆症として知られていた「クロイツフェルト-ヤコブ病」にかかったことが判明し、世界中が大騒ぎになった。これは、プリオンとよばれる〝病原性をもった蛋白質〟が、ヒツジ→ウシ→ヒトと感染したものと考えられている。プリオンがもつ神経毒性も、アルツハイマー病の原因と考えられている「βアミロイド蛋白」(第4章参照)と似たメカニズムで生じるらしい。また、エイズウイルスも、脳の中で増殖し、エイズ脳症という痴呆をともなう病気を生じる。

そのほかにも、アルコールの飲みすぎによる「アルコール性痴呆」、「コルサコフ症候群」や、アルミニウムによって引き起こされる「透析痴呆」などが、挙げられる。

2　あるアルツハイマー病患者

さて、度忘れ、鬱病、他の痴呆などを除いた残りがアルツハイマー病ということになるが、アルツハイマー病の症状の出方や進み具合は、一人一人それぞれに異なる。したがって、誰か一人の実例で、「これがアルツハイマー病だ」と示すことはできない。そこで、多くの症例のなかから、患者にほぼ共通に見られる要素を中心に、再構成してみることにする。なお、「彼」の家族関係などの具体的な設定は、できるだけ身近に想像できるようにしただけで、他意はない。たとえば、「長男の嫁」が介護するべきだなどという考えは、私はもっていない。

彼は、会社勤めのサラリーマンだった。まじめできちょうめん、仕事熱心で、働き盛りがちょうど高度成長期と重なり、朝から晩まで働いた。二人の子どもは、教育を含めて妻まかせだった。

定年が近づいたとき、退職金をあてにして、妻と二人の〝終のすみか〟を建てた。六五歳で、定年後の嘱託勤務も終えて完全に仕事とは縁が切れ、家で毎日をすごすようになった。妻からは「たまには外に出てください。趣味など持ってはどうですか」と言われたが、楽しみごとなど、急につくれるものではない。買い物などで外出するか、テレビを見ながら酒をそこそこたしなむ程度だった。たばこは、日に四〇本というヘビー・スモーカーだったのが、妻にきびしく言われて〝禁煙〟を繰り返していた。

三年ほどたったある日、道で見かけたかつての取引先の男に会釈をしたが、赤の他人を見るような目で見られてしまった。勤めていたときには、取引先に軽んじられたことなどなかったのだが。いまさらながら、自分が「肩書き」で生きていたことを思い知らされ、外出するのが急にいやになった。昔の自分を知る人に会うのが億劫になったのである。こうなると、家でテレビを見ているだけしかない。妻からもなんとなく疎まれているような気がしてきて、だんだん話をしなくなった。夜もよく眠れなくなり、昼間頭がぼうっとしていることも多くなった。

それから二年ほどがたった。ある日、たばこが切れた。「買ってきてくれ」と頼もうとしたが、あいにく妻は出かけている。買いに出ようとして、自分の財布を探したが、どこにしまったのかどうしても思い出せない。会社勤めをしていた時分には、財布はもちろん、ハンカチ、手帳、社員証など〝サラリーマンの七つ道具〟は決して忘れたことがなかっただけに、「ついにボケたのか」と心配になった。彼は、なおのことふさぎこんだ。

妻が帰ってきて、近所の奥さんたちとフランス料理を食べに出ていた、と言う。カッとなって、思わずどなりつけてしまった。妻は驚いた。些細なことで家族に大声を上げるなど、夫はめったにしたことがなかったからである。「きっと、近ごろすることがなく、うつうつとしている状態が続いていたので、虫の居所が悪くなって爆発したのだろう」と思った。

財布の一件以来、物忘れが多くなってきたと思った彼は、妻には知られまいと、大事なことはメモにとることに決めた。退職して無職とはいえプライドはあるし、きちょうめんなところはそのままだった。こうして、物忘れは増えていったが、妻には勘づかれていないようだった。

さらに二年がたったとき、妻にたいへんなことが起こった。「胸が何か苦しい」と、病院に行ったところ、ガンだとわかったのである。「あなたが家でたばこを吸うから、私はガンになってしまう」と、繰り返し禁煙を迫っていた妻の言が思い出され、彼は心がうずいた。

心理面でのショックばかりでなく、妻が検査入院したその日から、彼には日常生活の負荷もかかってきた。結婚以来四十余年、洗濯・掃除などの家事はいっさい妻がやっていた。新しい機械の使い方がよくわからず、どうも新しいことの呑み込みも遅くなったようだ。

子どもたちに頼ろうか、と一瞬心をよぎったが、すぐに打ち消した。息子と娘は、遠い大都市でそれぞれ所帯をもっている。遠慮もあったが、そもそも会社が忙しく、二人の子どもとは、青年期からはろくに口もきかなかったために、まるで疎遠になっていた。「お母さんがガンになった。見舞いに行ってやってくれ」とだけ伝え、自分の不自由はがまんすることにした。

そんな彼の日課は、妻を病院に見舞うことになった。家にいてもしかたがなかったし、人生の伴侶との別れが近づいているのかもしれないと思うと、「しっかりせねば」と気力も出て、足繁く通った。すると、出歩くことが多くなったせいなのか、夜よく眠れるようになった。また緊張したからなのか、「物忘れ」も減って、自分で気にならなくなった。だが、妻のガンは手遅れだった。

六カ月後、妻は病院で息をひきとった。通夜の席で、息子が「お父さんに一人暮らしをさせるわけにはいかない。せっかく建てた家だけど、お父さんの家を売って、そのお金で、お父さんと同居できるような新しい一戸建てをたてたい」と切り出した。息子の家族はマンション暮らしだったが、子どもも大きくなってきて、そろそろ家をもちたいと考えていた。突然のことだったが、妻を喪った虚脱感と、慣れない家事をこれから一生続けるわけにもいかないとの思いから、彼は息子の提案を受けることにした。

それから一年、妻が生きていたときのような〝生きがい〟は感じられなかったにしても、法事や遺品の始末、家を売る手続き、息子との連絡などで忙しく、気も張っていた。無事に工事が終わり、新しい家での生活が始まった。冷暖房完備、専用トイレ付きの個室、床の段差もなく、階段や廊下に手すりなど、老人に配慮した家だったが、もとの家にあった古い物はほとんど持ってこられなかったので、違和感が強かった。食事は、息子の嫁が作ってくれた。だが、嫁とは結婚式の前後に少し会話しただけで、お互いに遠慮がちであった。こうして、彼は部屋で一人でテレビを見ていることが多くなった。

外出しようにも、見知らぬ大都会では、全く気が進まなかった。急にさびしくなり、生きていくことがむなしくなった。一日中、ぼんやりとすることが多くなった。食事も自分の部屋でとることにしてもらった。義父の部屋に食事を運ぶようになって、嫁は、彼が部屋のなかを何か探し回っていることが多くなったのに気がついた。何となく落ち着かず、きちょうめんさもなくなってきたようだった。どうも夜眠れないらしく、昼間からウトウトしていることも気になった。

連れ合いを亡くしたショックで、鬱病になったのかしらと思い、一度近所の医者へ連れて行った。妻を亡くして引き取られてきたと聞いて、医者は、「それは気が滅入るのももっともです」と薬をくれ、精神科にかかるように言った。しかし薬を飲んでも状態は変わらず、逆に薬のせいか、なおさらボヤーっとしているようだった。精神科に行くことを医者に勧められた、と夫に相談したが、「精神科か……」と呟いていやそうな顔をしただけだった。嫁も、同じ気持だった。

そのうちに、義父が何度も同じことを訊きに来るようになった。「ボケたのかしら」と思い、また夫に相談したところ、「おやじも七〇過ぎてるから、歳のせいなんじゃないか」と言ったが、結局何もしようとしなかった。嫁も、いやがる義父を医者に連れて行くのは考えただけでたいへんで、そのままになった。

しばらくすると、朝食を食べたのに「朝食はまだか」と言うようになった。「召し上がったでしょ」と答えても、納得しない。「いやがらせだ」と疑っているようだ。夫に訴えたが、めんどうくさそうに、「もうろくが進んだのかな」と言っただけだった。

引っ越してから一年半くらいがたったころ、買い物から帰った嫁は、義父が家にいないのに気づいた。夫に会社を早退してもらって、二人で近所を探したが見つからなかった。夜一〇時過ぎ、はるか郊外の警察から電話がかかってきた。これが徘徊のはじまりだった。ちょっと目を離すと「(昔住んでいた)家に帰るのだ」と出て行ってしまい、迷子になる。鍵をかけておいても、鍵を探し出す。ボケているのに、不思議に思えた。昔からからだは丈夫だったので、一〇キロも二〇キロも歩いて行ってしまう。

とうとう夫が、区役所の保健福祉課の窓口に相談に行った。すぐに専門の病院を紹介されて診断を受けた。いろいろ聞かれ、いくつかのテストや検査のあと、「典型的なアルツハイマー病ですね」と言われた。カルテには「アルツハイマー型痴呆」と書かれていた。

彼の徘徊や妄想で、二人はクタクタに疲れた。どこか施設に入れられないかと相談したところ、「あなたのようなケースでは全く無理です」と、すげない。特別養護老人ホームには、本当に一人暮らしだったり、家庭内の「介護予定者」が病気になったりしたという、もっとたいへんなケースでも、長い順番待ちなのだそうだ。見舞いに行くには不便だが遠いところの施設でもいい、とも考えてみたが、「ひどい取り扱いをしたり、貯金を無理に寄付させるような金儲け主義のところもある」という話を耳にして、すぐにはどうすることもできなかった。

嫁は、そもそも夫が父を引き取ろうと提案し、初期のころせっかく「おかしい」と気づいたのに夫が何もしなかったことを思い返して、怒りがこみあげるのをおさえながら、あきらめて義父の面倒をみることになった。かつて、アルツハイマー病の妻の介護に疲れ果てた夫からの離婚申し立てを裁判所が認めた「アルツハイマー病離婚」もあったが、こんな日々がえんえんと続くのでは、「アルツハイマー病介護離婚」を申し立てたくもなるという心境である……。

3　アルツハイマー病の症状

アルツハイマー病にかかったかどうかは、「物忘れがひどい、作業が遅い、うまくいかなくなる、言動が異常だ」など、周囲や家族が気がつく場合が多い。一方、中核症状といわれる、約束や食事をしたかどうかなど日常生活の物忘れや、場所がわからなくなることなどに関して、本人のほうは、病識(自分が病気であるという自覚)はあまりなく、受け答えは、作り話をするなど、もっともらしいことが多い。痴呆と間違われやすい老人の鬱病では本人に病識がある。また、アルツハイマー病の場合、古い記憶は保存されるが、最近のことは「経験全部を覚えられない」というような記銘力障害から始まる傾向が強い。見たり聴いたりする感覚機能や、からだを動かす運動機能にはふつう障害がない。

なおアルツハイマー病はその発症年齢によって、通常、四〇歳過ぎからかかる数の少ない早発性(初老期発病)のものと、六五歳以後に発病し、患者数の多い遅発性(老年期発病)の二つに分類される。なお、三〇代以前で発病するという医学用語としての「若年性痴呆」は、最近マスコミでとりあげられたが、非常に稀で、現在のところアルツハイマー病とは言えず、他の痴呆かもしれない。しかし第6章で触れる学習障害など、脳の異常と、近年身近にひろがっている化学物質による汚染とのかかわりから、より深刻な問題を含んでいる可能性がある。

また、アルツハイマー病の進行は、比較的ゆっくりしていて、たとえばミニメンタルステート検査（MMSE）などの検査法を使って知能を調べると、三〇点満点のところが一年ごとに平均で二〜四点減っていくように言われている。しかし実態は一人一人で進行の度合いは大きく異なり、個人差が非常に大きい。アルツハイマーが最初に報告したような、五〇代くらいで発病する早発性のものでは、進行が速いことが多い。それでも一般にどんな経過で知能が落ちてゆくかについては、三段階があるという説が提唱されている。それは、①比較的緩やかな高原状の初期、②急激な能力低下をともなう中期、③すべての知能テストが悪くなって底をはってしまう末期、である。図1-4に、平均的な知能の低下曲線を示しておくが、むしろ個々の段階に至る時期や留まっている期間の個人差が大きいことに注目されたい。

(1) 初期症状

アルツハイマー病の始まりを識別することは、専門医でもやっかいなことである。「歳をと

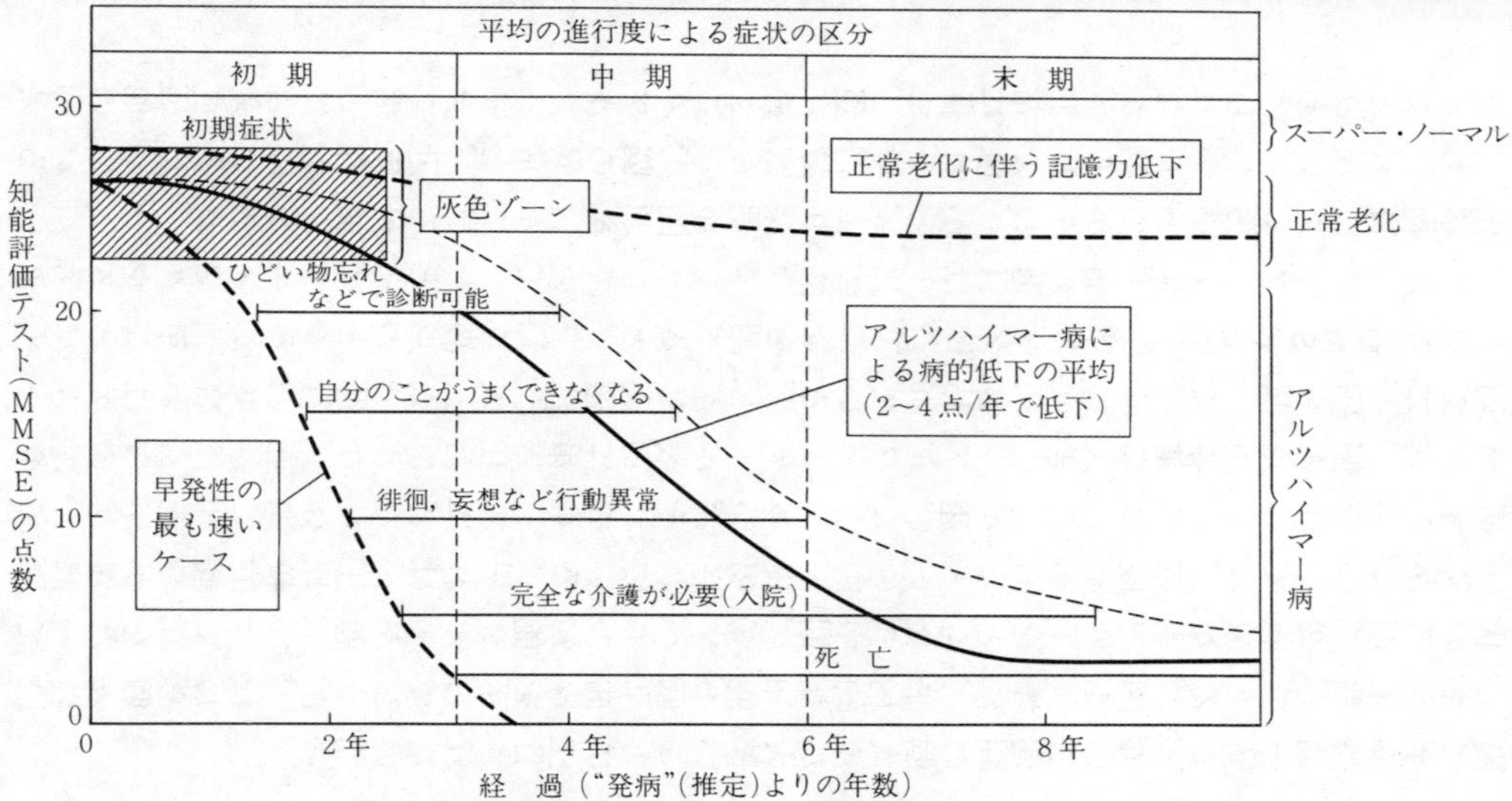

図 1-4 アルツハイマー病の進行と"灰色ゾーン"

アルツハイマー病かどうかは，MMSE の点数だけで診断できるわけではなく，単なる目安に過ぎない．また，"灰色ゾーン"は「かなひろいテスト」「物語再生テスト」など，軽い症状を見分けるテストなどで診断される境界例である．（フェルドマンら，1996 を改変）

るにしたがって起こる認知・記憶力の低下」との区別がむずかしく、通常、ごく軽い初発症状でアルツハイマー病と診断されることはない。痴呆の疑いのあるいわば〝灰色ゾーン〟なのである。この初発症状については第2章の「早期発見」の節で詳述することにする。

物忘れがひどく、したことをまるごと覚えられない

若い人でも物忘れをすることは多い。ましてや歳をとってくると物忘れは増える。問題は、どこから痴呆と言うかである。アルツハイマー病では、新しいことを覚えること(記銘)ができなくなることから始まる。度忘れは覚えたことがらを思い出すこと(想起)が一時的にできないのと対照的である。

一番はっきりとした症状は、ことに毎日同じようなことを繰り返す動作や仕事を、したか・しなかったか、その内容を含めて覚えられず、完全に忘れることである。したがって、もののしまい忘れ、置き忘れが目立ち、探し回るようになる。朝ごはんを食べたのにもかかわらず、「食べていない」と言い張るときは、すでにたいへん危険である。

同じような種類のことの繰り返しの記憶は、度忘れのところでも紹介した「記憶の重ね書き」が著しいもので覚えにくく、正常の若い人でも「一昨日の昼食に何を食べたか」というテ

ストをすると、それが誰か特別の人との会食だったなどということでもない限り、九五%の人が正しく答えられないという話を聞いたことがある。その日の朝食に何を食べたか、正常の人でも、歳をとってくると、夕方にははっきり思い出せないこともある。つまり、一般に、なにかの内容を一部忘れることはあまり重大ではないが、起こったこと全体を覚えていない(忘れてしまう)のが、アルツハイマー病の特徴である。

(2) 中期症状

時間・場所の見当がつかなくなる

「ある時に、何をした」というタイプの記憶——「エピソード記憶」といわれる——は、「いつ」という、ヒトの脳が比較的苦手とする「時間の認知や記憶」の問題がかかわっており、アルツハイマー病では場所の認知や記憶とともに覚えにくく、最も早くやられやすいと思われる。このように、時間や場所がよくわからなくなることを「見当識の障害」といい、アルツハイマー病の典型的な症状といわれる。もちろんエピソード記憶でも、アルツハイマー病の初期では、一度覚えた昔のことは比較的よく保たれて思い出せる。しかし新しいエピソード記憶ができないので、「時の移り変わりや場所の移動」がわからなくなり、「今日は何月何日ですか」

「ここはどこですか」といった問いにうまく答えられない。このために、次第にその他の判断や思考の内容もおかしくなってゆく。

抽象的なことがわからなくなる

まず、数の計算ができなくなる。一〇〇引く七など、簡単な暗算ができなくなる。言葉のもつ意味がわからなくなり、会話の理解がおかしくなる。

以前覚えていたことも忘れ判断がおかしくなる

初期症状を見過ごし、最近のことがうまく覚えられないままどんどん時間がたつと、正しい記憶・情報を脳の中に次々に呼び出しておこなっている判断や思考にも問題が出てくる。そのうち、覚えていたはずの発病前のかなり昔のことまで忘れてしまって、誰が見てもおかしいと思う状態になる。たとえば、すでに結婚して何十年にもなった娘が、「父親の様子がおかしい」と聞いて実家に戻ってみたところ、父親の頭の中からは、娘が結婚したということも、何十年もたっているということも消えている。エピソード記憶が順次残っていないので、時間が経過したという概念がなくなってしまう。したがって娘の顔も何十年前のままの記憶しかなく、現在の顔と大きく異なっているので「これは私の娘ではない」と判断してしまい、娘を嘆かせる。

自分が忘れていることに気がつかない

娘が嘆くのは、このような明確な誤りを本人は自覚せず、逆に娘に向かって「変なことをいう女だ」と迷惑がることである。まだ、論理的判断をする回路は十分に働いているので、相手のほうがおかしいのだ、と断定してしまう。このように、病識がないのがアルツハイマー病の特徴である。これらのことから、私たちが「私たち自身」でいられるのは、さまざまなエピソード記憶がすべて脳の中に順序よく蓄えられ、呼び出されているためだということが、逆に理解できる。

アルツハイマー病が悪化すると、家族などが実際に手を焼き、もてあます次のような周辺症状が出てくることが多い。

妄想が起こる

自分の財布などをどこかにしまいこんで忘れ、見つからないため、家の人の誰かが盗んだなどと言い出す。同居している娘の夫が帰ってくると、彼の顔の記憶がなくなっているため「全く知らない人が家に侵入してきた」と勘違いをし、「ドロボウ」と叫ぶ。

幻覚が起きる

深夜寝床の中で目をさまし、「恐ろしいものがいる」とおびえて大騒ぎをするので、家の人は眠れなくなる。また感覚がおかしくなり、便をいじるなどの不潔行為も見られる。

徘徊する

時間感覚や場所の見当がなくなると、自分がどこにいるのかがわからなくなり、いきなり「それでは家へ帰ります」と荷物をまとめて出て行こうとする。暗くなると「娘を迎えに駅に行く」と言って出て行ってしまい、道がわからず帰れなくなって警察から電話がかかってくる。「見当識の障害」がひどくなった結果である。

(3) 末期症状

しだいに家の人やいつも会っていた知人の顔がわからなくなり、自分の名前すら言えなくなる。いわゆる「恍惚状態」になる。そのうち言語そのものがおかしくなり、会話がだんだんできなくなる。最後には話しかけても内容がほとんど理解できず、しゃべる言葉もだんだん意味がとれないものになってゆく。トイレにも行けなくなり、尿や便の失禁も起こし、寝たきりになってしまう。そして、植物状態から感染症などで死に至ることが多い。

あとで述べるように、アルツハイマー病は一般に脳の老化にともなって生じてくるもので、初めは歳とともに少しずつ現れ、ときには消える症状の連続的な変化である。いきなり妄想や徘徊が出るわけではない。「現状では家族が困る」、ひどい状態になってから病院に来ることが多いが、よく聞いてみると、かなり前から初発・初期症状が出ているのである。早期発見が強調されるゆえんである(第2章に詳しく述べる)。また、末期状態の患者さんが一見幼児のように見えるからといって、アルツハイマー病(とくに中期以前)の人を幼児あつかいしてはならない。痴呆老人でも人格はある。

4　脳の中で起こっていること

アルツハイマー病になるとき、脳の中で何が起こっているのであろうか。記憶が、大脳新皮質の神経細胞がシナプスを介して結合しあった神経回路に蓄えられ、それが再生・活動してつくられたネットワークのつながりで判断がおこなわれることはすでに述べた。たしかにアルツハイマー病で亡くなった人の脳を見ると、電光掲示板の発光素子にあたる神経細胞が死んでおり、パターン表示で重要な素子同士の接続部分であるシナプスの数も減っている。また、覚える(記銘)過程で重要な海馬とその周辺での神経細胞の働きが、かなり初期からおかしくなるといわれている。記銘力が落ちたり、おかしな判断などの症状が出てくるのは、記憶や判断に関係している脳の神経細胞やシナプスの脱落により、神経回路やそのつながりがおかしくなっていることで説明できる。

(1) 症状と脳の機能異常

しかしアルツハイマー病の妄想、幻覚、徘徊などは、本人としては正しい判断をして当然の反応をしている、と確信しておこなっているところに注意する必要がある。よく聞いてみると、「娘を迎えに駅に行かなければ」と、昔、暗くなると毎日行っていたころと同じ状態が頭の中にしっかりこびりついており、現実には「もう夜遅いし、昔住んでいた家とは違う家だし、だいいち、迎えに行くべき娘はとうに結婚して離れた場所に住んでいる」ということは全く頭に浮かばない。

脳が考えるとき起こっていることは、前に述べたように、脳の中に並んだ非常に多くの神経細胞が電光掲示板のようにあるパターンでついたり消えたりして活動していることにほかならない。たとえ娘さんが成長して別居して会えなくなっても、頭の中には記憶として昔の娘さんの顔のパターンが残っている限り、いつでも想い出せる。頭の中の神経回路の活動のパターンが「昔の娘さんの顔」のまま保存されているので、したがって、娘さんの顔を想い出すと、昔よくあったように「たいへんだ、もう娘の帰る時間だ。早く迎えに行かなければ」という神経回路の活動も起こってしまう。正常の人だと、暗くなって娘さんを迎えに行かなければと頭に浮かぶのと同時に、「ああ、昔のことだったな」という、「見当識」の判断パターンも活動して、現実に行動を起こすことを抑制し、なつかしく想い出しこそすれ、家から出かけることはしない。

脳の中で再生された情報の処理にも、常に、「より昔のことか今のことか」、「やって良いことか悪いことか」を判断するような高次の判断中枢からの情報のフィードバック回路で一種の抑制がかかり、現実の行動に移ることはないのである。ところがアルツハイマー病ではこのような高度の判断中枢からの回路が〝切れる〟ことが多い。抑制がかからないのである。おそらくヒトでのみ高度に発達した人間らしさ(大げさにいうと人間の尊厳)のもとになっている前頭葉の〝超〟複雑なシステムは、かなり無理をしていわゆる動物的な欲求などを抑えつけようとしているので、やはり壊れやすく、この一番繊細で弱い部分から障害が起こりやすいと考えられる。

徘徊をしてはいけないという判断は、私たちの脳にとって比較的容易なもので、正常の人なら決して徘徊はしない。したがって、この病気の典型的な周辺症状として有名になった徘徊は、実は病気がかなり進んでしまった段階のものなのである。ところが、私たちは日常もっと微妙な判断をしており、もっと複雑な知的作業もおこなっている。仕事で、「何か新しい企画や計画をつくれ」と言われて四苦八苦する。ああでもない、こうでもない、とあらゆるアイディアや可能性を考えなければならない。また、部下のつくった企画や計画が実行可能であるか、成果がどのくらいか、時期・内容が現在の社会情勢にマッチしているか、などを判断するほうも、過去の経験や現在のもろもろの情報と照らし合わせて、たいへんに〝頭〟を使う。

そのため、アルツハイマー病のごく初期の初発症状と思われるものに、「新しいことが提案できなくなる」「高次の判断ができなくなる」ことがある。アルツハイマー病は――何度も繰り返すが――脳内のシナプスの脱落や神経細胞の死が、歳月をかけてだんだん数を増してくる病気である。したがって、これら思考・創造の脳内ネットワーク(数多くの記憶の神経回路を呼び出し、総合的に判断・情報処理をしている)、すなわちヒトの脳の最高次のシステムは、正常に働くために必要なシナプスや神経細胞の数がケタ違いに多いために、確率的に最初にやられやすい面がある。このような頭脳労働を日常的にしている人では、「以前と違ってきた」とまわりの人が気がつくことがある。また、そういうきびしい知的労働を要求されていない人では、なんとなく「意欲がなくなってきた」「ボンヤリしてきた」「反応がにぶい」と思われる場合が多い。早期発見のためのテストとして「かなひろいテスト」「物語再生テスト」「つづり方テスト」など〝頭〟を使う作業が試みられているのには、このような背景がある(第2章参照)。

「一番繊細な部分から壊れやすい」というのは、複雑精巧な機械に共通の大原則である。実は、脳が一番弱く壊れやすい時期は老年期よりもむしろ胎児から新生児にかかる、脳ができあがってゆく時期である(この時期の脳に対する〝環境ホルモン〟などの影響については第6章で論じる)。

(2) 亡くなった人の脳で確認された構造異常

「神経細胞の死」と「樹状突起の脱落と異常」

アルツハイマー病で亡くなった人の脳でまず目立つことは、脳が小さくなり、最も進んだ場

(a) 正常なヒト脳における年齢による神経細胞の減少
(ブロディーより黒田作図)

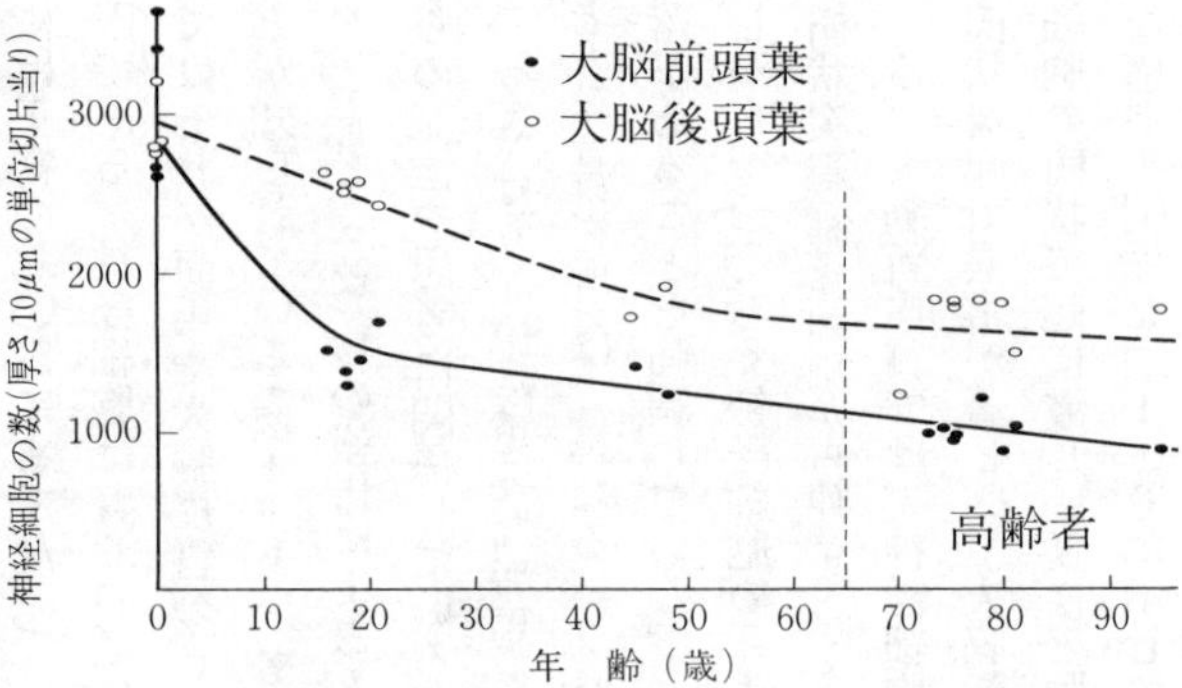

(b) 痴呆による海馬の神経細胞の減少(ボールによる)

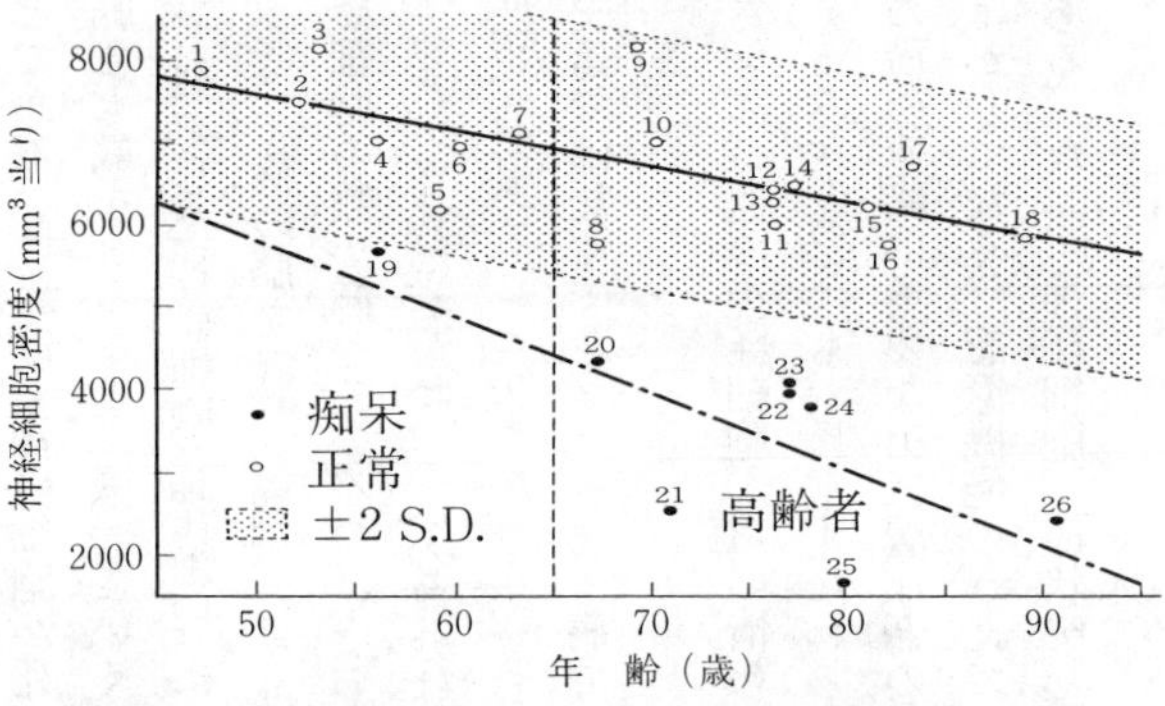

図 1-5　正常老化とアルツハイマー病脳の神経細胞の減少

(**a**)正常な人でも脳の各部分の神経細胞は加齢にともない少しずつ死んでいく.(**b**)だが，アルツハイマー病では海馬など記憶に関する部分で激しい.正常の老化(○印)にともなう海馬の神経細胞密度の減少の割合はほぼ一定と考えられるが，個人差が大きい.それに比べればやはり痴呆症状が見られる人(●印)の神経細胞の脱落は多い.しかし，個人差があり，19番目の人は，正常である8番目の人と神経細胞密度は同じくらいで年齢は若いのにもかかわらず痴呆になっている.S.D.は標準偏差.

合には正常の六〇％にまでなっていることである。これは、神経細胞が死んで脱落することが原因である。神経細胞は普通の老化した脳でも歳をとるごとに減っていくが、アルツハイマー病ではそれが海馬や大脳皮質のピラミッド型をした神経細胞（錐体細胞）に大きな範囲で起こることが知られている（図1－5）。アルツハイマー病の脳を詳しく調べたテリー（カリフォルニア大学サンディエゴ校）らの報告によると、神経細胞の数が減っているのは、おもに①大脳新皮質のうちの記憶や思考に関係している部分（運動とか感覚にかかわっている部分はそれほどやられていない）、②やはり記憶に重要な海馬とその周辺、であることがわかった。さらに、水谷俊雄（東京都老人総合研究所）は、単なるバラバラの脱落ではなくアルツハイマー病では層状の神経細胞の脱落があることを強調している。

しかも、おそらく神経細胞の死よりもさきに、他の神経細胞からの情報の受け手として重要な樹状突起（神経細胞から伸びている「手」のようなもの）にも、異常すなわち変性や脱落が起こっている。大脳新皮質では、神経細胞同士の横の連絡に重要な第三層などの神経細胞から出ている樹状突起で異常が著しい。大脳新皮質ばかりでなく、記憶機能のうえで重要な海馬でも、錐体細胞の樹状突起に激しい変性と脱落がある。なお、神経細胞、樹状突起、シナプスのおおまかな構造や関係を図1－6に示しておく。

シナプスの減少

中核症状である記憶力や判断力の低下の大きな原因として、シナプスの減少が挙げられる。神経細胞と神経細胞のあいだをつないでいるシナプスは、脳の機能を考えるうえで、最も重要である。神経細胞から神経細胞へ伝わる電気信号は、シナプスで一度化学物質に変換されて次の神経細胞へ伝達される。したがって、神経細胞自体がいくら正常でも、シナプスがなければ、脳や神経系は全く機能しない。また記憶などの高次機能は、このシナプス部分の化学的な変化でおこなわれている。

しかし、シナプスは直径約〇・三ミクロン、電子顕微鏡でしか見えないほど微小で、しかも一立方ミリメートルに数億と数が莫大に多く、ヒトの脳の中のシナプスの数を数えることは、たいへんに困難な事情があった。したがってアルツハイマー病の脳でシナプスがどうなっているのかについては、長いこと研究が進まなかった。ようやく一九九一年になって、テリー(前出)らがシナプスだけにある特殊な蛋白質の抗体を使い、脳の中のシナプスの密度を定量的に調べる方法を開発した。この、免疫組織学を使った新しい方法により、アルツハイマー病の脳と正常老人の脳のシナプスの状態を多数比較することができるようになり、患者の記憶障害の程度と脳の大脳皮質前頭葉のシナプス密度に強い相関があることがわかった。すなわち、痴呆の程度が強いほど、シナプスの数が減っていたのである。記憶のメカニズムを考えれば当然であろう。今までアルツハイマー病の主要な病理診断基準であった老人斑や神経原繊維変化の数と、記憶障害の程度との相関はそれほどなかった。第5章で述べるように、失われたシナプスを再生しようという機能修復も起こっている。

老人斑

正常の老人の脳やアルツハイマー病患者の脳の大脳皮質などの神経細胞のまわりには、脳の〝シミ〟とでもよべる「老人斑」が見られる(図1-7)。この老人斑は「でんぷん」と似ている染まり方をすることからアミロイドと名付けられた、いくつかの蛋白質のカスのかたまりが沈着したものである。そして、この老人斑の主成分であるβアミロイドとよばれる

図1-6　脳の神経細胞とシナプス

(A)真ん中の黒く塗ってある部分が細胞体で，そこからたくさんの樹状突起と1本の軸索(神経繊維)が出ている．軸索はこの絵の途中で切れているが，この先は数百から数千の枝(側枝)に分かれ，他の多くの神経細胞群と無数のシナプスをつくり，情報を送っている．

(B)神経細胞の細胞体や樹状突起には，たくさんの他の神経細胞の軸索の側枝の先が来ていて(前の図(A)ではわかりにくくなるため描いていない)，その先端(神経終末)は丸くふくらんで(黒い点)シナプスをつくっている．

(C)脳では樹状突起の上につくられるシナプスの数が非常に多い．軸索の先端は神経終末とよばれ，ほんのせまい(約20〜50 nm)シナプス間隙で，樹状突起側のトゲ(スパイン)とよばれる構造とつながり，シナプスをつくっている．

（A）１つの神経細胞

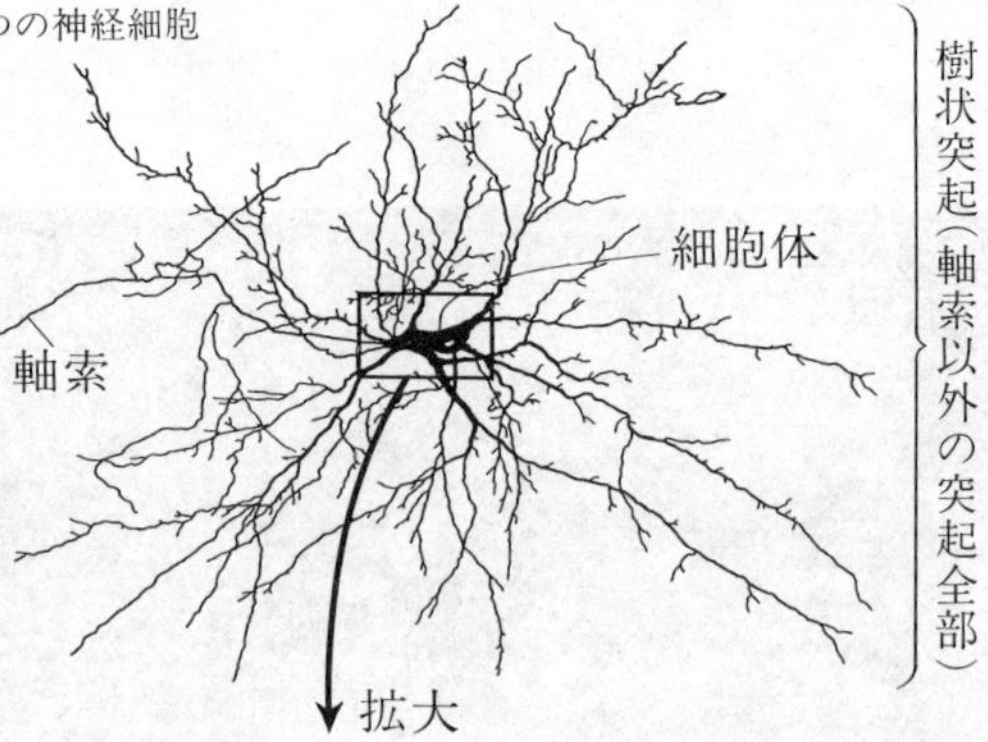

（B）神経細胞は多数のシナプスで他の神経細胞群とつながっている

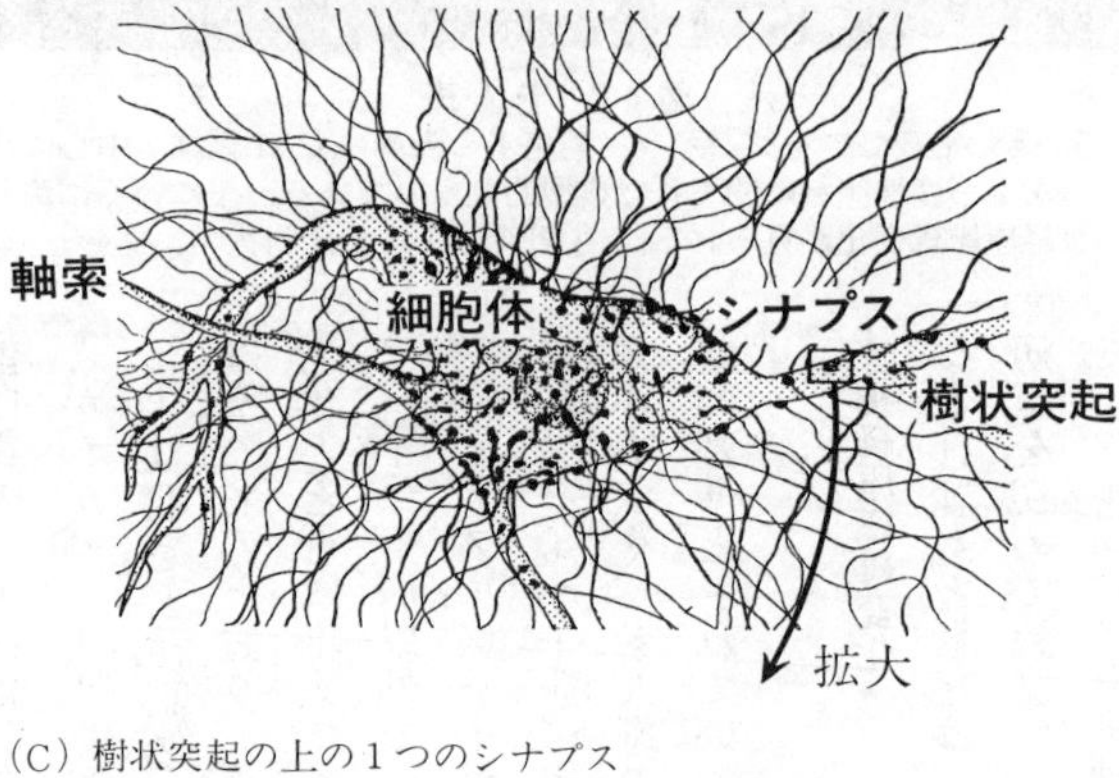

（C）樹状突起の上の１つのシナプス

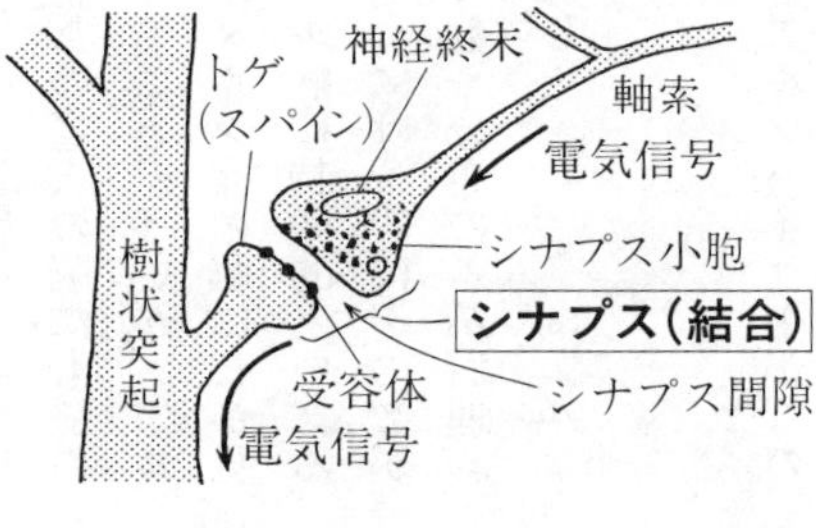

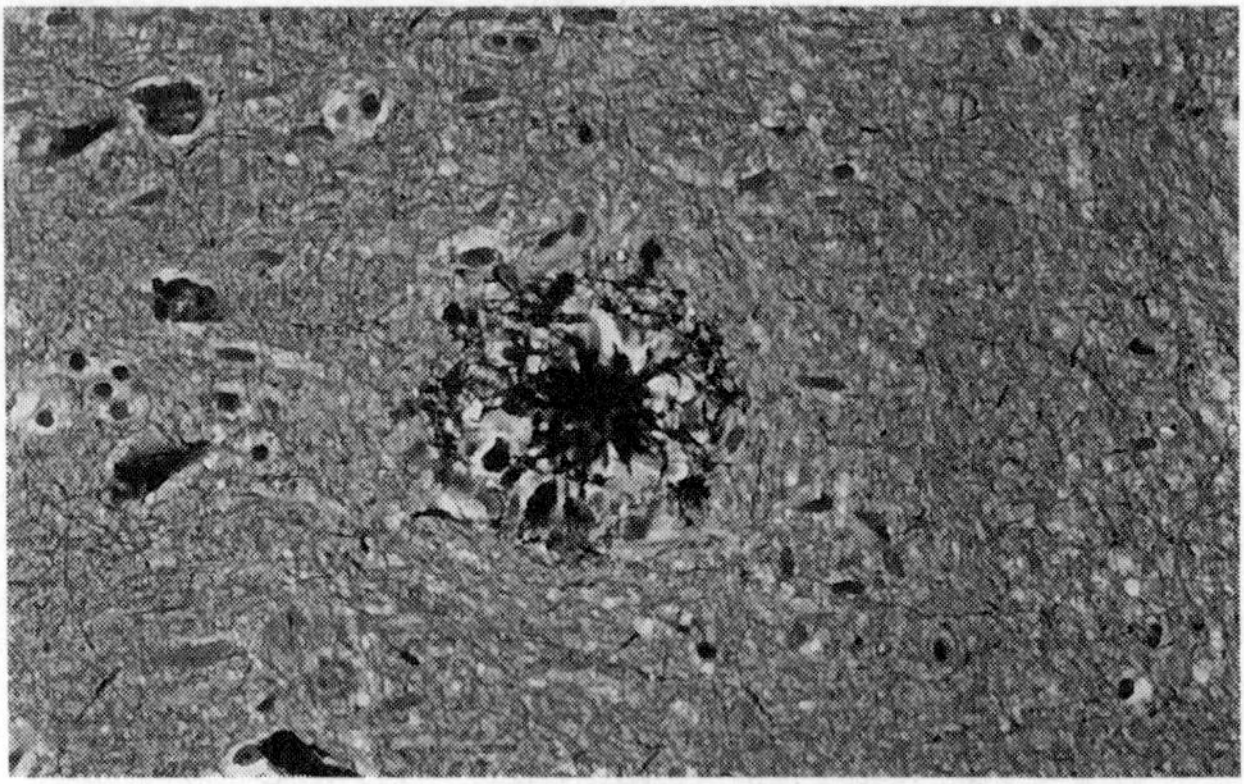

図1-7　老人斑

55歳で死んだアルツハイマー病患者の海馬のCA1領域．中心に核をもち変性突起に囲まれた典型的なものである．左にいくつか神経原繊維変化が見られる．（中野今治・自治医科大学，撮影）

蛋白質に、神経細胞を殺す神経毒性があることがわかり、アルツハイマー病の原因物質として注目されている（第4章に詳述）。老人斑はその名のとおり、正常の老人の脳にも脳の老化とともに増えてくることが多いが、アルツハイマー病以外ではダウン症の脳にしか見られず、アルツハイマー病に特徴的といえる。アルツハイマー病の場合には一般にその数が著しく多く、老人斑の数や分布の差が病理診断の基準とされている。

神経原繊維変化

これはもともとは、アルツハイマーがこの病気を初めて論文にしたときに図示されたので「アルツハイマー神経原繊維変化」と、彼の名前がついていたものである。しかし、神経細胞が死んでいく多くのほかの病気の脳にも見られ、アルツハイマー病特有のものとは言えなくなり、単に「神経原繊維変化」とよばれるようになった。「神経原繊維変化」というとむずかしく聞こえるかもしれないが、要するに古くなった繊維状の蛋白質が掃除されずに細胞内に溜まって固まった〝ゴミ〟のようなものである。この変化も、普通の老人の脳でも一般に老化にしたがって増えてくる。

先に述べたように、歳をとるとアルツハイマー病になりやすくなるので、七〇歳を越えて亡くなった実際の患者さんの脳を死後に観察する病理学的なやり方だと、七〇歳相当の生理的老化に病的変化が重なっているはずで、ある変化が二つの原因のどちらによっているのか、実ははっきりしないことが多い。

最近、アルツハイマー病の脳ばかりでなく、正常な(ボケを示さない)老人の脳のくわしい研究も進んできた。今まであげた変化は、いずれも正常な老人の脳でも見られる現象で、アルツハイマー病との差はこのような変化の起こる場所やその量の違いによることがはっきりしてきた。そして、遅発性のアルツハイマー病(老年痴呆)と診断されて亡くなった人の死後の脳でも、典型的なアルツハイマー病の病変をもつもののほかに、正常なまま亡くなった老人の脳との間にさまざまな中間型があることがわかった。すなわち、老人斑は多いが神経原繊維変化の数は少ないもの、海馬の周辺では老人斑や神経原繊維変化が多いが、大脳皮質では正常の脳と区別がつきにくいものなどが出てきた。

このように臨床症状ばかりでなく、病理学的にも、アルツハイマー病は脳の老化と区別しにくい面がある。昔から言われているように、アルツハイマー病は脳の老化と密接に関係した病気であることは確かである。以上のような理由から、専門家のなかには松下正明（東京都精神医学総合研究所）のように、アルツハイマー病は脳の老化がなんらかの原因で促進されたために起こる病気ではないかと考えている人もいる。

◆第2章◆ 診断と早期発見

一　診断

1　診断基準

精神科や神経内科の医師が患者を診て、アルツハイマー病かどうか診断する基準（臨床診断基準）には、国際的にＤＳＭ－Ⅳ（米国で作られた精神疾患についての診断と統計のためのマニュアル）、ＩＣＤ－10（ＷＨＯの診断基準）、ＮＩＮＣＤＳ（米国国立衛生研究所の神経部門の基準）などがある。このうち日本ではＤＳＭ－Ⅳが多く用いられているようである。

前述したようにアルツハイマー病の診断には（とくに初期に）むずかしい面があり、この三つの診断基準はそれぞれ微妙に異なっているが、おおまかには同じである。当然のことながら、すべての診断基準が、痴呆症状の存在、すなわち記憶能力の低下を要件としている。そしてＤＳＭ－Ⅳは、少なくとも一つの「記憶力以外の知的能力の低下」が必要だとしている。そして痴呆を起こす他の病気（表1－1参照）ではないこと（除外基準）があげられる。

なお、治療や早期発見のためには、臨床診断に頼るしかないが、画像診断（五六ページ）でも、神経細胞が死んでいるようすまでは見えない。そこで臨床診断とあわせて、患者が亡くなってから、脳を解剖し、病理診断をおこなうことがある。両者をあわせて「確定診断」とする。

2 各種テストや検査

心理学的なテストで、記憶力や判断力を調べ痴呆かどうかを診断するのには、改訂長谷川式簡易知能評価スケール(図2-1)が、おおまかな区別に用いられる。これは長谷川和夫(聖マリアンナ医科大学)が考案したもので、比較的短時間で簡便にテストができるため、広く使われている。国際的には、ミニメンタルステート検査(MMSE)、もう少し厳密に痴呆の程度を診断するときには、アルツハイマー病脳機能評価ステージ(FAST)、痴呆の臨床評価尺度(CDR)などのテストが使われている。いずれも「痴呆度」が点数や段階で表されるようになっており、たとえば、改訂長谷川式では三〇点満点中二一点以上で「非痴呆」、二〇点以下で「痴呆の疑いあり」、また、MMSEでは三〇点満点のうち二四点以上は「正常」、二三点以下で「認知障害あり」などと判定される。日本では、テストの形でなく、痴呆の程度を判定するやり方として、柄沢昭秀(東京都老人総合研究所)による臨床的判定基準がある(表2-1)。

1	お歳はいくつですか？　(2年までの誤差は正解)		0 1
2	今日は何年の何月何日ですか？　何曜日ですか？ (年月日，曜日が正解でそれぞれ1点ずつ)	年 月 日 曜日	0 1 0 1 0 1 0 1
3	私たちがいまいるところはどこですか？ (自発的にでれば2点，5秒おいて家ですか？ 病院ですか？ 施設ですか？ のなかから正しい選択をすれば1点)		0 1 2
4	これから言う三つの言葉を言ってみてください．あとでまた聞きますのでよく覚えておいてください． (以下の系列のいずれか1つで，採用した系列に○印をつけておく) 1：a) 桜　b) 猫　c) 電車　　2：a) 梅　b) 犬　c) 自動車		0 1 0 1 0 1
5	100から7を順番に引いてください．(100−7は？それからまた7を引くと？と質問する．最初の答えが不正解の場合，打ち切る)	(93) (86)	0 1 0 1
6	私がこれから言う数字を逆から言ってください(6−8−2，3−5−2−9を逆に言ってもらう．3桁逆唱に失敗したら，打ち切る)	2−8−6 9−2−5−3	0 1 0 1
7	先ほど覚えてもらった言葉をもう1度言ってみてください． (自発的に回答があれば各2点，もし回答がない場合以下のヒントを与え正解であれば1点)　a) 植物　b) 動物　c) 乗り物		a:0 1 2 b:0 1 2 c:0 1 2
8	これから五つの品物を見せます．それを隠しますのでなにがあったか言ってください．(時計，鍵，タバコ，ペン，硬貨など必ず相互に無関係なもの)		0 1 2 3 4 5
9	知っている野菜の名前をできるだけ多く言ってください．(答えた野菜の名前を右欄に記入する．途中でつまり，約10秒間待ってもでない場合にはそこで打ち切る) 0〜5=0点，6=1点，7=2点，8=3点， 9=4点，10=5点		0 1 2 3 4 5
		合計得点	

図2-1　改訂長谷川式簡易知能評価スケール(HDS-R)

これらのテストは、どちらかというと、すでにかなり症状の進んだ人を発見したり、症状の変化を評価するのに適しており、多くの「アルツハイマー病予備軍」や「介護予備軍」が心配しはじめる、病気の始まりや軽い痴呆を調べるのにはあまり向いていない。そこで金子満雄(浜松医療センター)らの開発した「かなひろいテスト」や、宇野正威(国立精神・神経センター武蔵病院)などが「物忘れ外来」で用いている「物語再生検査」や「単語リスト記銘検査」、小暮久也(脳機能検診センター)が使っている「つづり方テスト」などがある。これらは、他のMMSEなどの検査と組み合わせて使われている。

もちろん、これらのテストで軽い異常が発見されたとしても、痴呆とは限らず、第1章で述べた「歳をとるにしたがって起こる認知・記憶力の低下」、すなわち正常な変化の範囲なのかもしれない。早い時期にどの程度までを痴呆としアルツハイマー病と診断するかについて、少なくとも医学的にも完全な合意のある基準がないくらい、診断が困難な(したがって誤診というより担当医によって言うことが違うこともある)病気と理解したほうがよいであろう。その意味でもむずかしい病気なのである。これはガンなど病理標本を直接採取して黒白がはっきりつく病気と異なっている。そのため、早期発見のための客観的なアルツハイマー病の診断マーカーなどの開発が切望されている。

また、痴呆をともなうほかの病気ではないか、と調べるために、次の画像診断や血液などの一般検査もおこなわれる。

3　画像診断

ここ五年間ぐらいに、人間の身体の内部を文字どおりに〝見る〟画像診断装置の進歩と日本の病院への普及は著しい。生きているヒトの脳の中も、随時、外から観察できるようになった。

（柄沢昭秀による）

具体的表示
活発な知的活動持続(優秀老人)
通常の社会活動と家庭内活動可能
●社会的なでき事への興味や関心が乏しい ●話題が乏しく，限られている ●同じことをくり返し話す，たずねる ●今までできた作業(事務，家事，買い物など)にミスまたは能力低下が目立つ
●なれない状況で場所を間違えたり道に迷う ●同じ物を何回も買い込む ●金銭管理や適正な服薬に他人の援助が必要
●なれた状況でも場所を間違えたり道に迷う ●さっき食事したこと，さっきいったことすら忘れる
●自分の名前や出生地すら忘れる ●身近な家族と他人の区別もつかない

表 2-1　老人知能の臨床的判定基準

	判　定	日常生活能力	日常会話・意志疎通
ボケなし	(－)	社会的・家庭的に自立	普通
	(±)	同上	同上
ボケ(異常な知能衰退)あり	軽　度 (＋1)	●通常の家庭内での行動はほぼ自立 ●日常生活上，助言や介助は必要ないが，あっても軽度	●ほぼ普通
	中等度 (＋2)	●知能低下のため，日常生活がひとりではちょっとおぼつかない ●助言や介助が必要	●簡単な日常会話はどうやら可能 ●意志疎通は可能だが不十分，時間がかかる
	高　度 (＋3)	●日常生活がひとりではとても無理 ●日常生活の多くに助言や介助が必要，あるいは逸脱行為が多く目が離せない	●簡単な日常会話すらおぼつかない ●意志疎通が乏しく困難
	最高度 (＋4)	同上	同上

●判定結果(該当するところに◯印)

－　　±　　＋1　　＋2　　＋3　　＋4

判定基準(原則として程度は重いほうを重視する)

臨床でおもに使われるのはＣＴ（コンピューター断層撮影）、ＭＲＩ（磁気共鳴映像）、ＳＰＥＣＴ（単一フォトン放出断層撮影）、ＰＥＴ（陽電子放射断層撮影）などである。ＣＴ、ＭＲＩでは脳の萎縮の程度がわかり、ＳＰＥＣＴ、ＰＥＴを使えば脳のどの部分で活動の低下が起こっているかが、「〝血のめぐり〟の良さ悪さ」を画像化してよくわかるようになった。より性能の良いＭＲＩの普及によって、「ＣＴに少ない脳を見透かされ」の時代から「おまえの脳、ここが変だとＭＲＩ」とでもいうべき時代になってきた。高性能のＭＲＩを使って脳の研究をしている研究者は、自分で被験者になることも多いので、最初のＭＲＩをとるとき「脳がスカスカだったらどうしよう。どこかが変だったらどうしよう」と心配するそうである。

たしかにＣＴやＭＲＩで見ると、アルツハイマー病が進んでしまった人の脳では、神経細胞が死んだために脳の実質が広い範囲で縮み、記憶や判断にかかわる前頭葉や側頭葉でことにはっきりしていることが多い。その結果、脳の溝が開いて見える（図２－２）。もちろん、普通の人でも五〇歳を過ぎるとからだのほかの部分と同じように、脳も少しずつ縮んでいくが、バランスが良い。一方、アルツハイマー病の脳では、それがアンバランスで著しい。ＳＰＥＣＴやＰＥＴで見たアルツハイマー病の脳に特徴のある変化は、大脳新皮質の前頭葉・側頭葉や記憶に重要な海馬周辺部などでの血流の低下、すなわち神経細胞の活動の低下である。ＳＰＥＣＴ

(A)　(B)　(C)

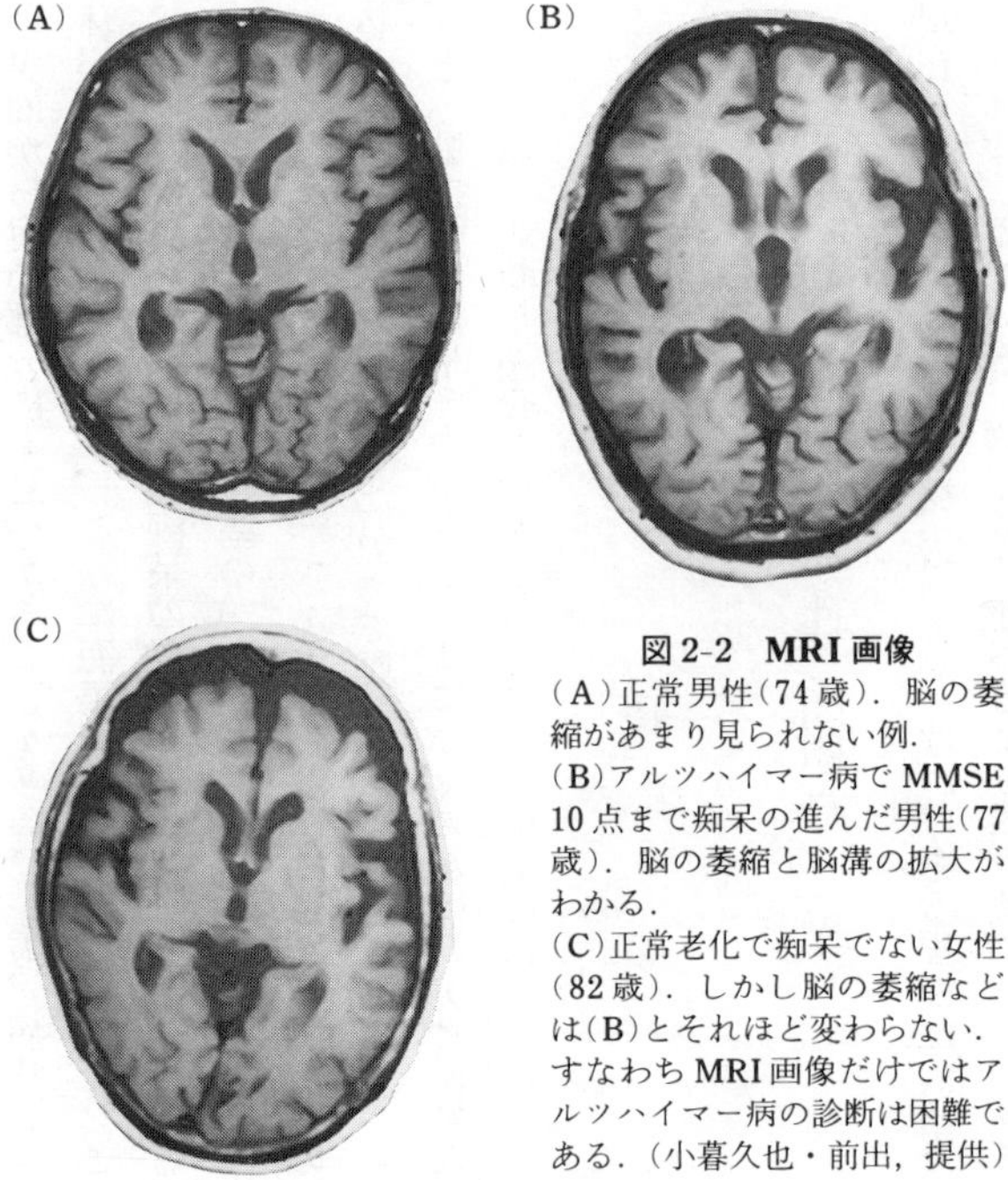

図 2-2　MRI 画像
(A)正常男性(74 歳)．脳の萎縮があまり見られない例．
(B)アルツハイマー病で MMSE 10 点まで痴呆の進んだ男性(77 歳)．脳の萎縮と脳溝の拡大がわかる．
(C)正常老化で痴呆でない女性(82 歳)．しかし脳の萎縮などは(B)とそれほど変わらない．すなわち MRI 画像だけではアルツハイマー病の診断は困難である．(小暮久也・前出，提供)

では血流の低下で早期に診断できるといわれる。さらに、脳の中の物質の変化の度合いをPETで調べると、脳の中を流れる血液の量、酸素の消費量、ブドウ糖の消費量が、側頭葉、前頭葉などで正常の人よりも低くなっていることがわかった。

CTやMRIによれば、脳血管性痴呆が診断できる。神経細胞の死んでいる部分(脳梗塞など)が発見され、白質とよばれる脳の表面から奥の部分にも見つかることが多い。一方、病状の進んだアルツハイマー病では脳全体が小さく萎縮しており、ことに海馬周辺が著しい。ただしこの両方が共存する場合もある。アルツハイマー病と脳血管性痴呆の混合型とよばれるものである。画像を撮ると、正常な人でも中年過ぎにはごく小さな梗塞の一つや二つは見つかることが多く、無症候性の脳梗塞とよばれている。また脳の萎縮といってもその程度にはさまざまなものがあり、しかも痴呆の程度とは必ずしも関係がない。したがって典型的な場合はともかく、「アルツハイマー病」と「混合型」と「脳血管性痴呆」の境界をどこにひくのかは、実は微妙な場合がある。これが、アルツハイマー病の診断や調査をなおさらむずかしいものにしている。

二　早期発見

1　初期診断の重要性と問題点

現在、アルツハイマー病は、早く見つければある程度は治ったり、進行が遅くなったりすると言われはじめている。第5章で述べるように、薬やリハビリテーションによる治療法の開発が進みつつあるからだ。

神経細胞は一度死んでしまうと新たに作られることはないので、脳の溝が開いて見えるほどに多くの細胞が死んでしまったときには、「シナプス再生」による脳の機能修復も間に合わなくなる（第5章）。アルツハイマー病は、診断しやすい中期から末期の症状だけをみれば、確実に進行性で、過去に「治療が困難」とされてきたことはうなずける。火事も最初のうちは消せて被害も少ないが、ある程度火がまわると打つ手がなくなって全焼してしまうのと同じだ。それゆえ重要なのは、アルツハイマー病の初発または初期症状をいかに早く発見し、症状を改善するか、少なくとも進行を抑えるかということになる。現状は、家族らが、患者に徘徊など深刻な症状が出て困ってから病院に連れて行くケースがあまりにも多い。

しかし、アルツハイマー病の早期診断には大きな問題点がある。すなわちごく初期の軽い段階の痴呆を診て、その後、将来アルツハイマー病になるかどうかを診断するのがむずかしいことである。たとえばどのような症状が先に出るかも個人差が大きく、そのあとアルツハイマー病になっていくのかどうかを診断できる確固たる方法はまだみつかっていない。エイズの場合は血液中のエイズウイルスの抗体を用いて感染の有無が比較的簡単に調べられるが、老化にともなってじわじわと進んでくるタイプのアルツハイマー病の場合、このように簡単にいかないことは当然である。

第4章で述べるように、アルツハイマー病のおもな原因と目される物質がわかってきたので、アルツハイマー病特有の変化で、早期から現れ、たとえば、血液を採って調べればわかるといった簡単にわかるマーカーが必要で、いくつかの簡単な測定を組み合わせて総合的に診断する方法など新しいやり方を基礎研究・臨床研究の協力で最優先に開発すべきであろう。しかしながら、このような方法が確立されるには「追跡型の疫学調査」(後述)をともなう必要があり、かなりの年月がかかることが予想される。

したがって、MRIやSPECTなど最近普及している脳の画像診断と、「かなひろいテスト」「物語再生検査」のような比較的早期の変化の出やすいテストを、従来の改訂長谷川式、MMSEなどに加えて、できるだけ多くの人々を対象に早期診断を試みる必要があろう。ここ数年、物忘れがひどい、ボケたのではないかという人々が気楽にかかれる、このようなやり方を使った「痴呆の早期診断のための外来」が各地に開設され始めている。前にも触れたように、痴呆の、ことにアルツハイマー病の早期診断は、統一された確固とした基準やマニュアルはなく、素人はもちろん、専門医でない医師にもむずかしいことに注意していただきたい。

母親が物忘れがひどくなったので、心配して某大学病院に連れて行ったところ、「こんなのは歳のせいで、アルツハイマー病とは言わない」と言われて、治療もしてもらえず帰されてしまった。ところが、どんどん症状が悪くなり、二年後には徘徊や妄想がひどくなってきた。そこで、もう一度同じ医者に診てもらったところ、「アルツハイマー病でこんなにひどくなったら、もう治らない。なぜほうっておいたのか」と言われたという話を聞いたことがある。同じような話は多いであろう。

したがって、「アルツハイマー病予備軍」・「介護予備軍」としては、単なる加齢による物忘れで当面心配はないのか、それとも〝灰色ゾーン〟の軽い痴呆に入っているのかだけはなるべく早くはっきり診断してもらったほうがよい。前者ならば安心だし、万一後者だったとしても、初期で軽い状態ならば、さまざまな治療法がすでに試みられており、症状を改善したり、進行を遅らすことができる可能性がある(第5章)。

医者や研究者は、ほかで早期発見例とされた患者が本当にアルツハイマー病であるかどうかにこだわることがあるが、患者や家族の立場からすれば、ともかく治療やリハビリをしてもらって症状が良くなる可能性がありさえすれば、病名にこだわる意味はない。逆に言えば、〝疑わしい痴呆〟の状態で発見されれば損なことは何もないが、症状がもっと進んで、徘徊をはじめたりして介護を必要とするようになってからでは、治療による症状の改善は、軽いときにはじめるのに比べて、少ししか望めない。ガンと同じく、早期発見・早期治療が叫ばれるゆえんである(図2-3)。

2　家族による早期発見の目安

「早期発見が重要だ」と言っても、しかるべき専門医にかからなければ、アルツハイマー病を早い時期に発見することはできない。したがって、アルツハイマー病の早期発見はひとえに、「危ないのではないか」と感じて病院へ連れて行く、家族など身の回りの人々にかかっている。繰り返しになるが、アルツハイマー病の場合は本人に病識がなく、自分から病院に行くことがほとんど期待できないからである。症状が重くなってしまえば、徘徊などがはじまり、介護に〝死ぬ思い〟をするのは、家族である。転ばぬ先の杖と思って早目に行動したほうが、はるかに楽である。ごく初期のきざしの時点で発見できれば、治療も、進行を遅らせる試みもやりやすくなる。

では、いったいどのようなことをアルツハイマー病の〝きざし〟と考えるべきなのか。とりわけ「介護予備軍」にとっては、その点が重要なのだが、これがやはりむずかしい。ここでは、

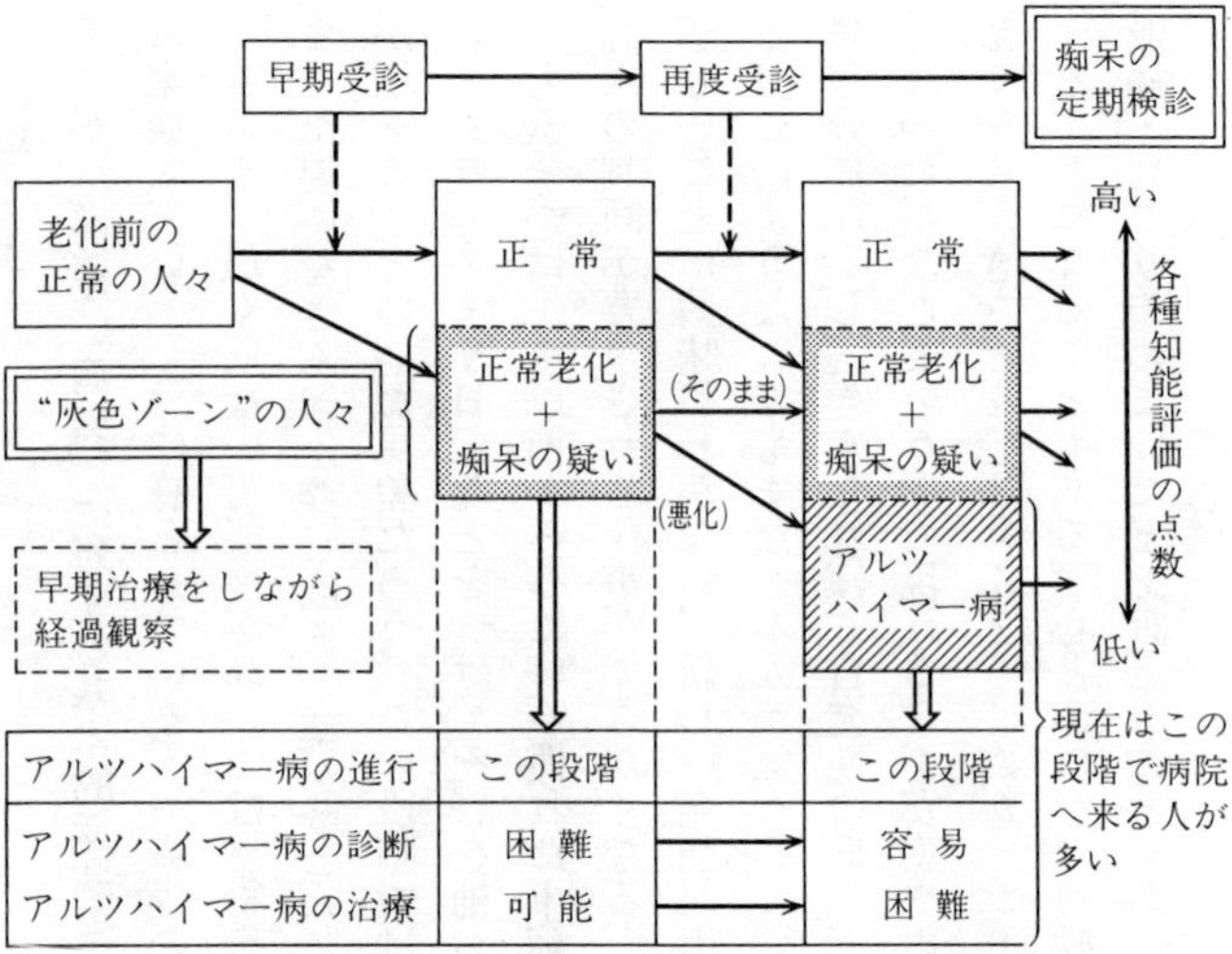

図 2-3　早期受診・早期治療の必要性
アルツハイマー病はゆっくり進行するので，初めは正常老化と見分けにくい．この“灰色ゾーン”のとき，ともかく治療を開始し，発病を遅らせることが重要と考えられる．

そのヒントとして具体的な項目を挙げることにするが、その項目に該当する人が、その後どんどん悪くなってアルツハイマー病に進むのか、単なる年齢相応のボケでとどまるのかは、専門医でもなかなか判別しにくいのである。

肉親がアルツハイマー病ではないか、とあまりに神経質になるのは、本当は避けたいものだ。しかしこの本では、「結局はたいしたことはなかった」と、家族の杞憂に終わることを無駄と考えず、見過ごしてどんどん悪くなるという危険を防ぐ立場で考えたい。ガン検診と同じように、それが、〝危ない病気〟に対する基本的態度であるべきである。

家族などいっしょに暮らしている人や職場の同僚などが気がつきやすい、最初の兆候を並べてみよう。最も危ない可能性が高いのは、物忘れがひどくなっていって、財布や書類などをしまった場所をさんざん探し回る、薬を飲み忘れること、「あれ、それ」と、代名詞を使うことが増える、といった現象だろう。この段階では、本人も物忘れが多いことに気がついている場合もあり、メモや日記などをつけてそれを補おうとしていることも少なくない。

もう一つは——以前からしている慣れた単純な仕事をしているときには気づかれないが——高次の判断が要求される仕事ができなくなる、新しい仕事の呑み込みが悪くなり覚えられない、新しいことに興味がわかない、新しい発想が出なくなる、予測ができない、といったことである。このようなこともまた、本人が気づいていることが多い。そして、そのために気がふさぎ、鬱気分になるし、そうなれば、自発性の低下、意欲の減退、根気がなくなった、急におとなしくなった、などという形で現れる。不安感や焦燥感から、逆に怒りっぽくなることもある。入浴や歯みがきなどを急にめんどうくさがったり、疲れやすく、外出をいやがり自宅でぼんやりするようになることもある。心とからだは連動しているので、それまでは全く無縁だったのに、頭痛・肩こりやめまいなどを訴えることもある。

台所に立つ女性であれば、手慣れたはずの料理がうまくできなくなる、火を止め忘れて鍋を黒こげにすることが増える。食べる側にしてみれば、よくつくっていた料理の味が急にまずくなった場合などは危険信号であろう。男女限らず、着物のとりあわせや着方がおかしくなる、おしゃれをしなくなる、なども挙げられる。

このような、行動や性格の微妙な変化や気分の変調は、少しずつ進行するので長年いっしょに生活してきて、その人の平常状態をよく知っている人が最も早く気がつきやすい。やはり夫や妻などの細心の注意が鍵であるといえる。

また、頻繁な物忘れを、本人は全く気にせず、つくり話でつじつまを合わせる場合がある。これは、病気としての痴呆に進む可能性が強い。そしてそのようなときには、本人はかえって以前より明るくほがらかで、一見、社交性があるように見えることが多い。しかし、その対人態度はどんな人に対しても一様となっていることが多く、平常のときのその人を知っている人が見れば〝おかしい〟と感じることができる。

実際に痴呆にかかった患者の家族らが、どんな異変に気づいていたか、本間昭(東京都老人総合研究所)らによる貴重な調査報告があるので、紹介しておこう。アルツハイマー病患者四六人、脳血管性痴呆患者三四人などからなる一〇七人の痴呆患者が対象である。このなかには、軽い

表 2-2　家族が気がついていたこと
（本間ほかによる）

項　　目	(%)
同じことを言ったり訊いたりする	44
物の名前が出てこなくなった	36
置き忘れやしまい忘れが目立った	33
以前はあった関心や興味が失われた	33
日課をしなくなった	14
だらしなくなった	13
時間や場所の感覚が不確かになった	13
慣れているところで道に迷った	12
財布を盗まれたと言う	12
計算の間違いが多くなった	12
ささいなことで怒りっぽくなった	12
蛇口やガス栓の締め忘れが目立った	12
複雑なテレビドラマが理解できない	11

人から重い人まで、だいたい同じような割合で含まれている。家族が気がついていた初発症状を多いものから並べたのが、表2－2である。

この調査では、家族の多くがこれらの症状に二年以上前に気がついていたという。〃危険なきざし〃はあったのに、結果的に見過ごして、症状が悪化してから病院に連れて行く場合が多いことを示唆している。とくに、「財布を盗まれたと言う」など、かなり進んだと思われる兆候もあり、本当の初発症状にはおそらく全く気がついていなかった家族がいたこともうかがわれる。

このような〃危険なきざし〃、とくに物忘れ関係が増えてきていることに気がついたら、ためらわず、なるべく早く（かかりつけの医者がいれば紹介状をもらって）大きな病院に行って相談したほうがよい。本人がいやがりそうなときには、「健康診断に行きましょう」とうながすとよい場合が多い。家族だけでも、しかるべき専門医や機関に相談できるし、そうすべきである。そのとき、本人の「変化」を、起こった時期とともにメモして行くとよい。

各都道府県には、精神保健福祉センターがあり、老人性痴呆疾患センターに指定されている医療機関が一つ以上ある。また、国立精神・神経センター武蔵病院（東京都小平市）には、早期発見・治療を目指した「物忘れ外来」、聖マリアンナ医科大学病院（神奈川県川崎市）には「メモリー外来」があり、全国でも同じような「痴呆の早期診断のための外来」ができつつある。

痴呆の診断や老人のケアなどに関する相談は、市区町村の保健・福祉などの窓口や、「シルバー一一〇番」（各都道府県の高齢者総合相談センター）に電話することもできる（プッシュ式電話で全国共通「＃八〇八〇（ハレバレ）」にかければ最寄りのセンターが出る。相談は無料）。〝呆け老人をかかえる家族の会〟も各地にある。

結局、もし少しでもアルツハイマー病かどうか心配な兆候があれば、なるべく早く、痴呆患者の診断経験が豊富で、症状の個人差が大きいことを熟知しているところに相談に行くとよい。また、一度行って「大丈夫」と言われても、数年してまた変化が見られたら、再度病院に行くことが必要である。米国では、ガンの定期検診と同じように、痴呆の定期検診を実施しているところがあると聞いている。

◆第3章◆ どんな人がかかりやすいか

一　疫学調査と危険因子

　ある病気について、どんな人がかかりやすいかを調べるのが、「疫学調査」とよばれるものである。「疫」とは、はやり病のことで、はるか昔から、病気がはやると、まずどういうはやり方をするのか、どんな人がかかるのかが調べられ、原因や対策を考えるのに役立った。一九世紀末、疫学調査などに基づいた実験により、その病気の原因を研究する実験衛生学が創始された。森鷗外はミュンヘンで、この新しい衛生学を創始者ペッテンコーファーから学んだのだ。

　一九五〇年代に、水俣病が奇病として報告されたとき、まず疫学調査によって、水俣湾周辺でしか患者が発生していなかったので、原因もこの辺りにしかないものであるはずだということが、すぐにわかった。次に、同じ地域の住民のなかでも、魚をたくさん食べる漁民が病気になっているので、水俣湾の魚介類に何か脳をおかしくする毒物が含まれているらしいこともわかった。疫学調査は、水俣病のように病気のはやる地域や、かかりやすい人に特徴があると、本当の原因物質がわかる前にも、何が危ないかを明らかにできる。このように、疫学調査によ

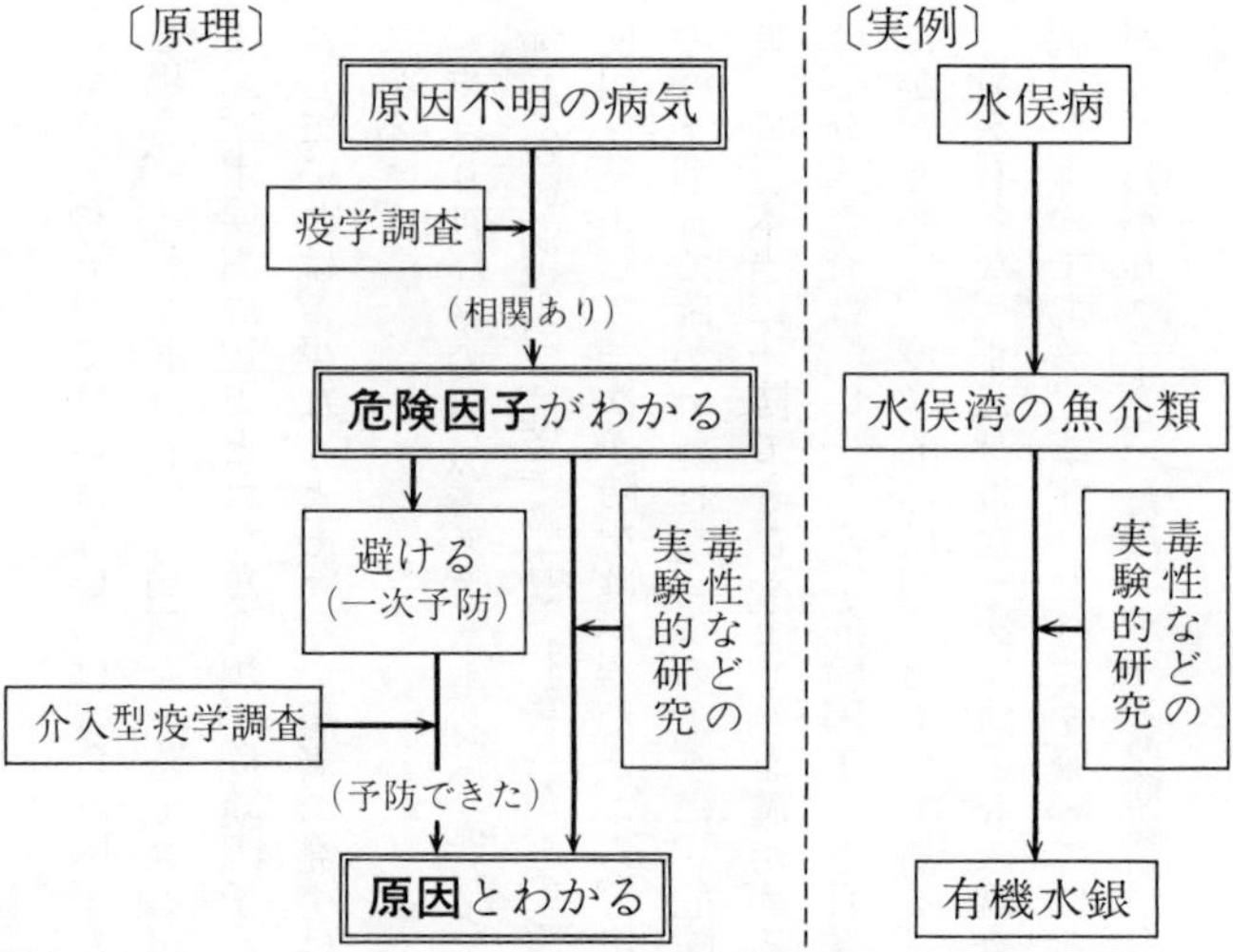

図 3-1　危険因子と予防・原因研究

って病気とのかかわりが証明されたものを「危険因子」とよぶ。水俣病の場合は、疫学調査によって、水俣湾の魚がこの病気の危険因子だとわかったわけである。

危険因子がわかることは、すでに拡がっていることがわかっている病気の原因究明や予防対策などにおいて、とても重要である（図3－1）。水俣病でも、危険因子の追究が病気の原因究明の重要なカギとなった。当時の熊本大学医学部の研究班は、魚を汚染したのはチッソが水俣湾に流し込んでいた工場廃水ではないかと睨み、さまざまな中傷や妨害にもかかわらず、最終的に工場廃水中の有機水銀という、真の原因にたどりついた。

もう一つ忘れてはいけないのは、危険因子がわかると、それが避けることのできるものである場合、それを避ければ、病気を予防できる可能性が高いことである。これを「一次予防」とよぶ。水俣湾周辺でとれた魚介類が危険因子だとわかった時点で、それを絶対に食べないようにしていれば、少なくとも新しい患者の発生は防げたはずである。これは水俣病の教訓の一つである。

やはり神経系の病気であるスモンの流行とキノホルムとの関係も、椿忠雄(当時新潟大学医学部)の鋭い洞察力と疫学調査でわかったものである。このときは、ただちに厚生省がこの薬の使用を禁止して一次予防をはかったところ、患者がほとんど発生しなくなったことが、その後の疫学調査で確かめられた。このように、危険因子を除くことが可能なとき、その実施効果を調べて、本当に予防できたかどうかを確かめる積極的な疫学を「介入調査」という。逆に言えば、介入調査は、いったん「危険因子」と目されたものが真の原因か、原因を含むものであったかどうかを、疫学的に証明するものである。

最も有名な、また身近な一次予防と介入調査の例は、たばこと肺ガンなどのガンとの関係を調べたものである。まず、たばこを吸っている量に比例してガンにかかる人が多いことが疫学調査でわかり(つまり、たばこがガンの危険因子であることがわかり)、この危険因子を除く、禁煙運動が始まった。そして、禁煙者が増えた時点で、相変わらずたばこを吸い続けている人たちと比較し、禁煙者のなかでガンの発生が減ったことが明らかになった。禁煙による予防効果が、介入調査によって確認されたわけである。

そのため米国では連邦・州政府を中心に、社会的合意のもとに公共の場所での禁煙が強化され、最近ではますますきびしくなっている。たばこの煙が喫煙者本人ばかりか、まわりの人々にもガンの発生を増やすことが、これも疫学調査でわかったからである。

たばこによるガンの治療に支払われる公金は莫大な額と計算され、製造物責任法などによれば、たばこ会社にその支払い義務が生じる。そのため、多くの州政府から「喫煙による健康被害に補償せよ」と裁判で訴えられた米国のたばこ業界は、それまで「厳密な因果関係は立証されていないので、たばこはガンの原因ではない」と、彼らの主張するいわゆる〝科学的根拠〟を理由に、補償金の支払いを拒否してきた。

たしかに、たばこのタール成分に、実験動物にガンを起こすいくつかの発ガン物質が含まれていることは証明されているものの、どの発ガン物質がヒトにどのように肺ガンなどを起こしているのかは、まだ解明されていない。その仕組みを逐一証明することは、大気汚染などとの〝複合汚染〟の問題もあり、また、ヒトで実験をするわけにいかないこともあいまって、不可能に近い。すべての因果関係が証明されなければ原因とはいえないとする、極端な科学実証主義にたてば、たばこはいつまでたっても、ガンの「原因」とはいえないことになる。

水俣病やスモンのときもそうであったが、この種の会社側の言いぶんを認めれば、健康被害の原因をつくった者の処罰が事実上できなくなる。そこで米国の裁判所は、疫学調査の結果(「たばこは肺ガンの危険因子である」)と、動物実験などによる因果関係の立証(「たばこに発ガン物質が存在し、動物にガンを起こしうる」)とで十分だと判断するようになった。こうして米国のたばこ業界は、裁判でおそらく確実に敗訴し、ますます立場が悪くなるという見通しをもち、一九九七年、四二兆円もの巨額の金を州政府に支払うことなどで、和解したのである。

疫学調査の方法にはいろいろあるが、大きく分けて「横断型」と「縦断型」があり、結果の信頼性が異なる。横断型調査は、いろいろなグループのデータを、ある一時点で集めるというものである。これは健康診断の結果などを比較することができるので、比較的やりやすく、結果も多く発表されている。

これに対し、一定のグループを長期間にわたり観察しつづけるものが縦断型調査(追跡調査)である。調査開始から未来へ向かっておこなわれることが多いが、過去にさかのぼることも可能である。縦断型は、信頼性はより高いが、調査がたいへんで、ことにガンとかアルツハイマー病のように、発病まで数十年かかる病気の場合、一〇年、二〇年の調査が望ましく、結果がえられるまでに長い期間がかかってしまうのが欠点である。

二　アルツハイマー病の多因子性

二〇世紀末の現在、私たちを悩まし、医学研究者が奮闘しているやっかいな病気は、ガン、高血圧、糖尿病など、その原因が単一でなく、危険因子とわかったものを含むいくつかの要因が重なって発病するものが多い。こういう病気を、「多因子性」の病気といい、アルツハイマー病もその一つである。多因子性の病気の場合、水俣病と異なり、病気の原因と考えられる因子を一つ明らかにしても、ほかの因子のかかわりもあり、それだけで必ず発病するわけではない。したがって、その因子と発病の因果関係を厳密に証明することは、一般にむずかしくなる。

先に事例として触れたように、肺ガンなどのガンは、たばこや大気汚染、食品添加物、農薬など多くの因子の関与が疑われている疾患である。また、ガンは歳をとるほど発症しやすい。ここで重要なのは、たばこを吸う人すべてが必ずガンになるわけではない、ということである。

たとえば、八〇歳まで毎日何箱も吸っていても、ガンにならない人はいる。一方、ある人が肺ガンで亡くなったとして、「あの人はヘビー・スモーカーだったからなぁ」とお通夜の席で言う人がいて、皆が「さもありなん」とうなずいたとしても、大気汚染や、ほかの因子が影響した可能性もあり、本当の原因は、担当医を含めて誰にもわからない。繰り返しになるが、多くの人を調べた疫学調査で、たばこを吸う人にガンが多く、やめると発病率が低下することは明白なので、統計的にたばこは肺ガンの危険因子とされているわけであって、ある人が愛煙家だったからといって、必ずしもガンになるとは限らず、その人が肺ガンになったとしてもその原因だったかどうかは、厳密には言えないのである。したがって、因果関係の立証には介入型の疫学調査か、実験動物などを用いた毒性試験が必要で、総合的に判断されなければならない。

また、アルツハイマー病の病態の多様性も、多くの因子の組み合わせで発病する多因子性を考えれば、納得がいく。さらに抗痴呆薬の開発の過程で、ある薬が効くアルツハイマー病患者と、効かない患者が出てきたのも当然といえよう（第5章参照）。

三　アルツハイマー病の危険因子

アルツハイマー病の危険因子に関する研究は残念ながらかなり遅れている。その遅れの理由として――アルツハイマー病が多因子性であるためもあるが――疫学調査が困難なことが挙げられる。

まずアルツハイマー病は、発病までに何十年もかかり、かつまだはっきりと診断しにくいし、診る人によって診断が異なることがある(第2章)ので、大がかりな疫学調査がしにくく、データも少ない。水俣病やスモンのように、患者の発生状況に地域その他の特徴があれば、原因と結びつく有力な危険因子がわかるのだが、アルツハイマー病の場合、飲料水中のアルミニウム濃度による以外は、特定の地域や職業に患者が多発する例も知られていない。

ともあれ、今までにわかっているアルツハイマー病のおもな危険因子を表3－1に挙げた。以下、順を追って、なぜそれらが危険因子として挙げられているのか、これらの因子をどのように考えたらよいかについて説明する。

表3-1　アルツハイマー病のおもな危険因子

×	1	加齢(老化との関わり)
×	2	近親者の発病(遺伝因子と，同居の際の環境因子)
×	3	女性(同年齢でも男性より少しなりやすい)
○	4	頭部外傷(職業病として「ボクサー症」がある)
○	5	アルミニウム(どんな化合物かは未定)
○	6	不活発な生活(脳機能の維持・修復の活動依存性)
○	7	生活環境の大きな変化
○	8	たばこ

(○印は避けることが可能な危険因子，×印は避けられない危険因子)

1　加齢

加齢(歳をとること)は、アルツハイマー病の最も大きな危険因子である。図3-2のように、歳をとるにつれアルツハイマー病になる確率はどんどん大きくなる。アルツハイマー自身、初老期発病のD夫人の病気を、老人にみられる知能低下が早く起こったものであると書いている。

しかし、歳をとれば誰もがアルツハイマー病になるわけではない。ヒトの老化はきわめて個人差が大きく、一〇〇歳になっても通常の生活をしている人もいる。このような人々をスーパー・ノーマル老人とよぶことがある。すなわち、一〇〇歳で区切ると、スーパー・ノーマルもいれば、アルツハイマー病の人もいるし、記憶力が少し衰えた人など〝灰色ゾーン〟にいる人もいる。アルツハイマー病の発病年齢が人によ

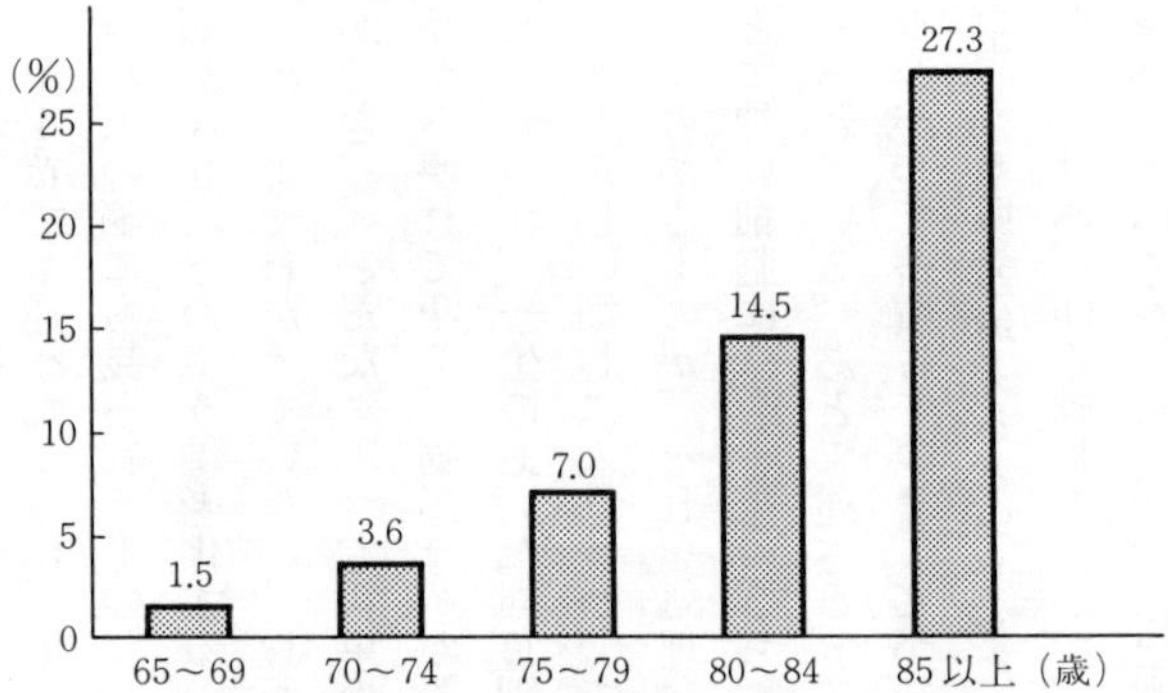

図 3-2　高齢になると増えるアルツハイマー病

って大きく異なるのは、個人個人の脳の老化速度が異なっているためと考えることもできる。

ほとんどの人は六〇歳、七〇歳になると記憶力など知的機能の一部が下がってくる。もちろんスーパー・ノーマルとよばれる人たちでは知能はあまり下がらないが、彼らにしても、すべてが老化しないわけではなく、手足が少し不自由になったりする。

金子満雄（前出）によると、「かなひろいテスト」などで、脳の高次の処理能力の速さを見ると、七〇歳代での平均値は、二〇歳代の半分になってしまう。しかし、ばらつきも大きく、七〇歳代の人でも、全くだめな人から三〇歳代の平均の能力をもっている人まで、さまざまである。ともかく手足など主として運動系がおかしくなるパーキンソン病と並んで、アルツハイマー病が脳の老化と密接に関係していることは疑いない。

第1章でも述べたように、脳の〝シミ〟である老人斑は、アルツハイマー病だけでなく正常の老人の脳にも見られるものだし、神経原繊維変化も老化脳によく見られる病理変化である。脳がなぜ、どのように老化するのかという問題は、アルツハイマー病よりもっと複雑で困難なため、よくわかっていない。しかし一般的には、自動車など複雑な機械の部品にたとえることができる。どんなクルマも新車のときは差がないように見えるが、長年乗っていると、弱い部品から壊れてゆく。脳がほかの器官と大きく違うところは、生まれたあとは神経細胞が全く入れ替わらず、一生のあいだ同じ細胞が生き続けなければならないことである。したがって、どんどん新しい細胞に入れ替わっている肝臓などほかの身体の部分と異なり、脳では、さまざまな害のあるものが、それを処理分解し正常化するシステムがおかしくなって脳内に蓄積し、とに神経細胞には数十年のうちにそのような〝エラー〟がたまってゆくというメカニズムが考えられている。あとで述べるβアミロイド蛋白も、アルミニウムも、脳内にわずかずつ何十年もかかって蓄積してゆくことが知られている。老化した脳では、フリー・ラジカルという毒物(第4章参照)が増えるという考えを示唆する証拠も多い。

ヒトはあらゆる動物のなかで、唯一、言語や思考を可能にしている質的に大きく変化した脳を持っているだけでなく、「極限寿命」(最も長く生きられる年数)に関しても、例外的に長寿であるように進化した。ほかの類人猿でもせいぜい五〇年、ゾウでも八〇年くらいといわれているのだが、ヒトの極限寿命はほぼ一二〇歳くらいである。したがって、ヒトの脳の中の神経細胞はほぼ一二〇年間も分裂せずに生き続ける場合があるわけである。しかし、ヒトの神経細胞そのものは、ほかの哺乳類のものと比べ、それほど差があるようには見えない。二、三年しか生きないネズミの神経細胞と一〇〇年以上生きることのあるヒトの神経細胞は、形や生き続ける仕組みは同じと考えられている。とすると、ヒトの神経細胞はかなり無理をして長生きしているわけで、七〇年も生きてきたら、ガタが生じるのもしかたないと考えることもできる。アルツハイマー病がヒトに特有の病気であり、脳の老化と深くかかわっている背景には、このような〃因果〃があるのである。

加齢やアルツハイマー病にかかわる遺伝子の良し悪しは、通常の生物では生殖年齢以降では進化にかかわる淘汰(セレクション)に関係ないはずである。それなのに全動物のなかで、なぜヒトだけが異常に長い寿命をもっているのであろうか。これも脳の高次機能が集団の生存に重要になった、ヒトだけの現象だろう。集団のなかでの個体(個々の人間)の生存可能年齢はバラバラであるが、高齢正常群(いわゆる長老たち)をもっているヒトの集団では、昔から同じような環境が続いているときは、過去の経験を豊富にもつ長老の示唆で、より合理的な行動がとりやすいので生存に有利であっただろう。しかし、氷河の消長のような大きな気候変動などの環境変化があると、『トナカイ月』(前出)でも書かれているように、陋習(ろうしゅう)にとらわれる老人などの言うことをきかずに新しい行動を起こした若者のほうが生き残るチャンスがある。〝保守的〟な個体と〝革新的〟な個体の両方が存在する集団が結果的に〝全滅〟を免れるのだろう。社会やものの考え方の多様性は、このような意味でヒトという生物種の生存に重要なのである。

2　近親者の発病

図3-3に示した疫学調査のように、両親や兄弟姉妹など近親者にアルツハイマー病になった人がいる場合、本人がアルツハイマー病——とくに早発性のアルツハイマー病(四〇～六四歳で発病するもの)——にかかる率が高い。だが、このデータから短絡的に、アルツハイマー病は遺伝病であると結論してはならない。その理由を説明しておこう。

一般に、病気の原因や危険因子は、おおまかに「遺伝因子」(生まれつきのその病気へのかかりやすさ、遺伝子そのものの違い)と、「環境因子」(食事などの生活習慣、環境汚染などの影響)に分かれる。

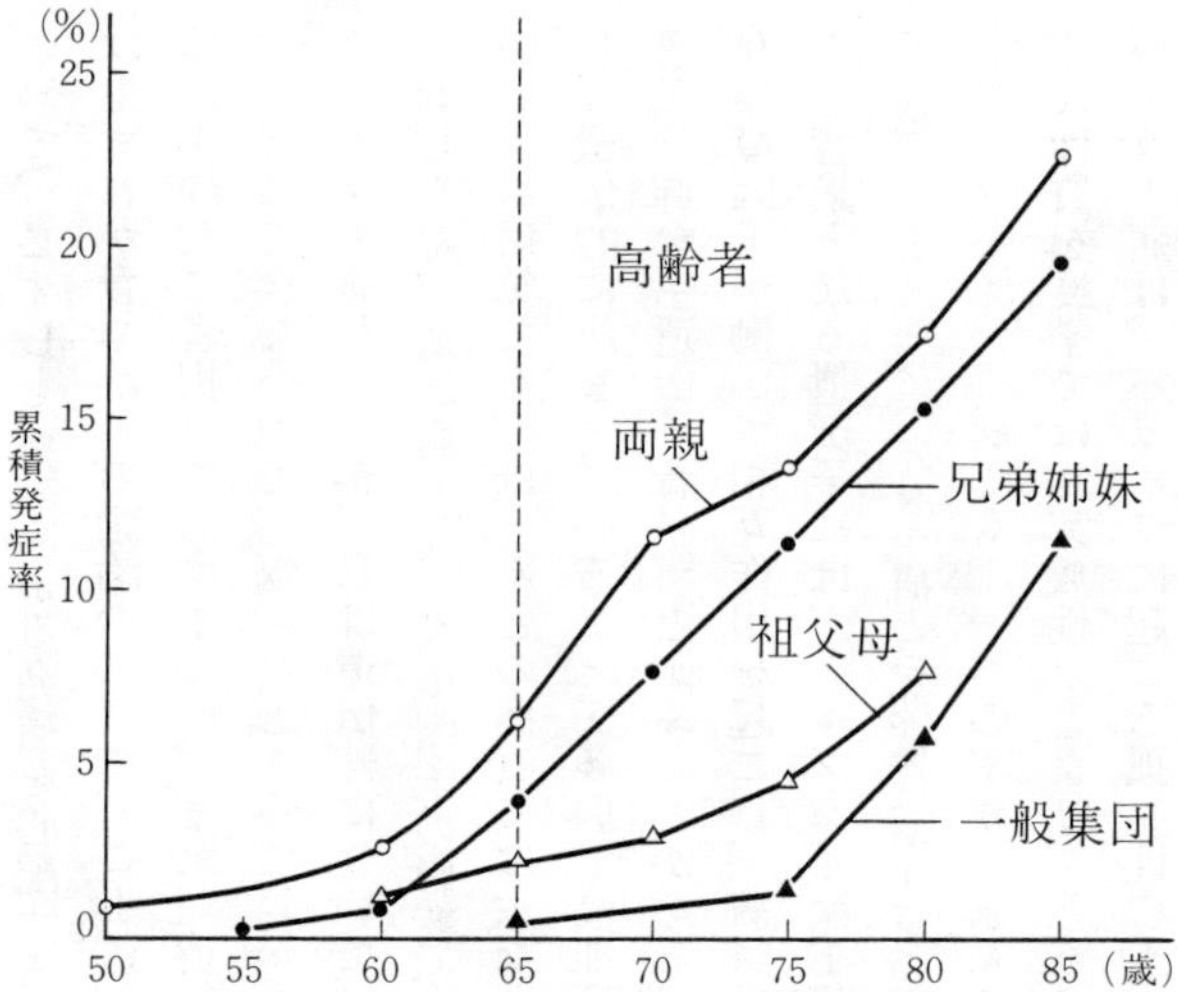

図 3-3　アルツハイマー病の累積発症率
一般の人々の集団と，いろいろな近親者がアルツハイマー病である人々についての発症率(ヘストンら).

遺伝因子と環境因子がどのような割合で発病に関係しているかは、病気によって異なる。遺伝子の異常が必ず発病に結びつくような病気は、遺伝病(単一遺伝子疾患)とよばれる。ほとんどのアルツハイマー病は、この意味では遺伝病ではなく(後述するように、きわめて稀には「遺伝性のアルツハイマー病」もあるが)、「アルツハイマー病は遺伝病だ」という表現は誤りである。日本では、遺伝性の病気に対する無理解や差別が根強く残っているので、くれぐれも誤解のないようにしたい。

したがって、両親や兄弟姉妹、親戚にアルツハイマー病の人がいたからといって、必ずしも遺伝による発病を心配することはない。アルツハイマー病に限らず、「知能は生まれか育ちか」の議論のように、ことにヒトの脳のかかわる問題では、遺伝か環境かの議論は単純な二者択一ではすまない。また、遺伝因子は、現在のところ個人の意志や工夫で避けることはできないので、悩んだところでしかたがない。私の血のつながった伯母の一人はアルツハイマー病だったが、私は遺伝性については全く心配していない。

もちろん、遺伝病でなく環境因子の影響が大きい「環境病」「生活習慣病」とでもよぶことのできる病気でも、ほとんどの病気では大なり小なり、その病気へのかかりやすさが、体質として遺伝的に決まっていることが多い。高血圧になりやすい家系はたしかにあり、このような遺伝子群を「遺伝子背景」とよぶことがある。この危険因子でもある遺伝子背景に、さまざまな環境因子が働いて相互作用を起こし、病気になるかならないかが決まるわけである。このような背景となる遺伝子には、アルツハイマー病ではアポリポ蛋白E4遺伝子などが知られている(遺伝子とアルツハイマー病との関係は第4章で詳しく述べる)。

アルツハイマー病でも、一つの家族・家系のなかに何人もの患者が出ることがある。このような性質を疫学では「家族性」とよび、そうでないものを「孤発性」とよぶ。大部分のアルツハイマー病は、バラバラに起こる孤発性のものである(図3-4)。

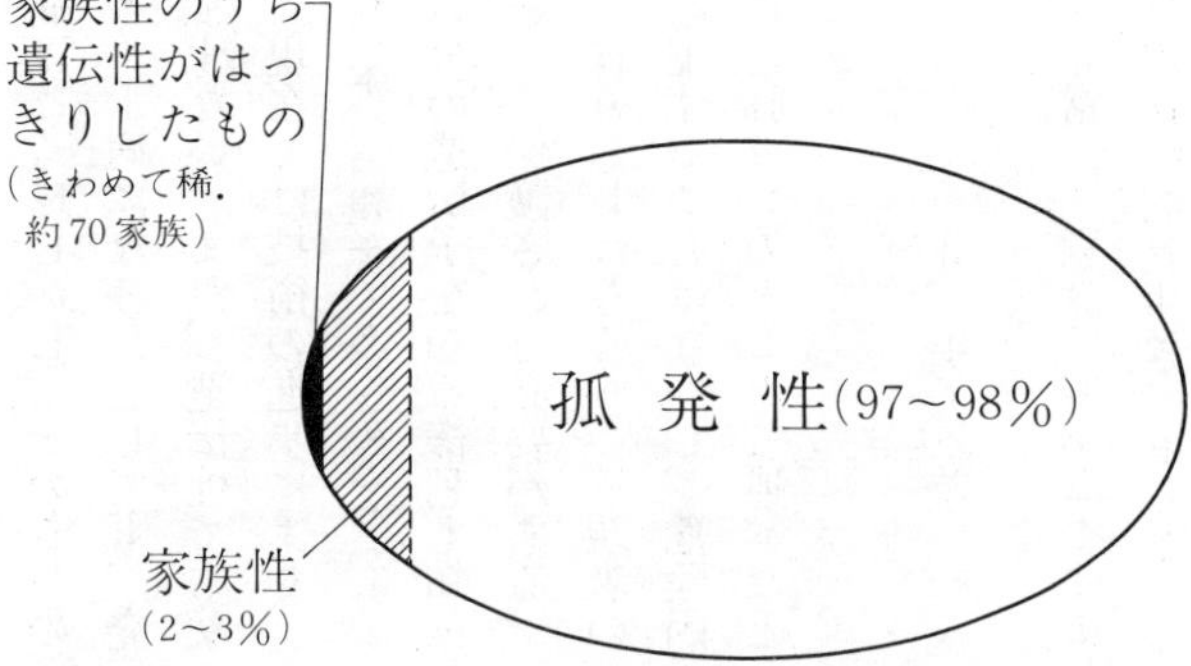

図3-4 アルツハイマー病の性質別分類の概念図(日本の現状)

ここで大事なのは、家族性である、すなわち一つの家族で何人かの患者が出たからといって、遺伝性とは限らないということである。その家族に特有のほかの原因――とくに、「生活環境が同じ」など――のためとも考えられるからである。近親者も生活環境をともにすることが多い。アルツハイマー病の場合、環境因子が与える影響が大きいことは、一卵性双生児を対象にした疫学調査(遺伝子背景が等しいとみられる双生児でも、生活環境が異なると、アルツハイマー病へのかかり方が異なる)でも、明らかになっている。

しかし、家族性アルツハイマー病の患者群の中には、明らかに遺伝性を示す家系がある。ただし、これは研究に役立ったため、学問的によく知られてはいるものの、非常に稀で、日本では、現在までに七〇家系ほどしか報告されていない。この「遺伝性」の家族性アルツハイマー病はごく珍しいし、そのうちの多くは早発性で六五歳以前に発病している。近親者がアルツハイマー病になったとしても、発病が六五歳以後のことだったなら、遺伝性を心配する必要は、まずない。また、遺伝性でも薬により発症を遅らせた例がある(第5章)。

現在では技術の進歩により、生きている個人の遺伝子診断が可能であるが、一般の遺伝子診断(本当の親子であるかどうかなどの診断はすでに商業化されている)の場合と同じように、個人には自分の遺伝子を知る権利も知らないでいる権利もあるし、そのような診断結果はプライバシーとして保護される必要がある。

繰り返しになるが、近親者の発病にはさまざまな要因がからんでいるので、必ずしも遺伝を心配することはないし、危険因子があるからといって必ず発病するわけではないことは、たばこと肺ガンのところで述べたとおりである。

3 男女差

非常に注意深い疫学調査によれば、女性は男性より少しアルツハイマー病になりやすい。女性が比較的長生きであることを考慮し、同年齢の男女を比較しても、女性のほうが多い。「脳血管性の痴呆が男性に多いために女性がなりやすく見えているだけではないか」という疑問に対しても、そうではないという結果が出ている。おおまかな数字であるが、危険率は約一・五倍から二倍と見積もられている。この原因には女性特有の環境因子（たとえば、「女性は鉄分の摂取が不足しやすい」）があること、ことに閉経期後に分泌が低下するエストロゲンなど、ホルモンの影響などが考えられている。実際、エストロゲンを治療や予防に用いた例がある。

4　頭部外傷

頭部の打撲などの外傷がアルツハイマー病の危険因子であるという報告は数多い。プロ・ボクサーのように、繰り返し頭部を強く打たれていると痴呆症状を示す人が多く、「ボクサー症」とよばれており、脳内に、アルツハイマー病で見られるような神経原繊維変化や初期の老人斑が増えてくることが知られている。一般に、強い頭部の打撲はアルツハイマー病の発症を約五〜七年早めるという報告がある。ことにアルツハイマー病にかかりやすい別の素因をもっている人が頭部外傷を受けると、発病する可能性は高い。

5 アルミニウム

アルミニウム化合物を動物の脳内に注入すると、てんかんを起こしたり、脳内に神経原繊維変化に似た蓄積物を生じることは、古くから知られていた。

一九七〇年代、腎臓病で透析を必要としている患者さんのあいだで、広範に痴呆症状などが起こり、「透析脳症・痴呆」とよばれ、問題になった。アルミニウムの神経毒性はすでに知られていたので、原因として透析液中に混入していたアルミニウム化合物や、飲んでいたアルミニウム製剤が疑われた。それらをやめると痴呆が発生しなくなったことが、介入型の疫学調査で確かめられ、アルミニウムが透析痴呆の原因と確定された(図3-5)。血中にアルミニウムが大量に入ると脳にも影響し、短期間で痴呆が起こることが、一種の人体実験により証明されてしまったのである。

欧米ではこの時点で、アルツハイマー病とアルミニウムの関係が疑われ、注意深い人々がアルミ鍋などの使用を中止した。一方日本では、医学雑誌でもない『軽金属』という雑誌に掲載された、自身の実験データを全く欠いた論文により「このようなアルミニウムの急性毒性によ

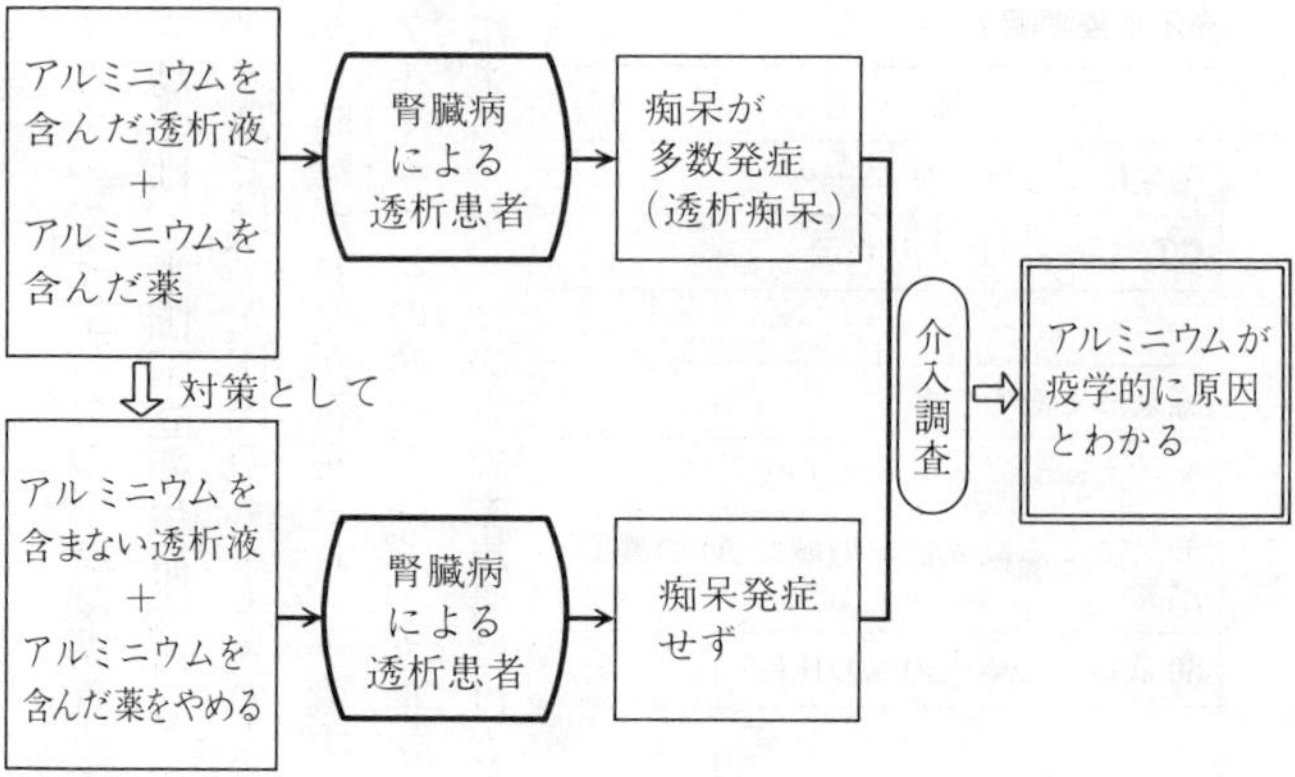

図3-5　透析痴呆とアルミニウム

る透析痴呆の病態と（数十年かかって発病するはずの慢性毒性によるはずの）アルツハイマー病の病態は異なる。したがってアルミニウムはアルツハイマー病と関係しない」、といった奇妙な論理のすりかえがおこなわれ、アルツハイマー病と「アルミニウムは関係ない」という考えが「アルツハイマー病の専門家」といわれる人々のあいだに広まった。

欧米ではこの頃から、酸性雨によって岩や土から溶け出るアルミニウムが引き起こす樹木や魚の死が問題になっており、研究者のあいだでも、アルツハイマー病とアルミニウムには関係があるのではないかと疑う人が多かった。

また、パーキンソン病で痴呆をともなう典型的な例に、日本人もよく観光旅行にいくグアム島に見られるパーキンソン・痴呆合併症があった。地域的にまとまって発生したので疫学調査や原因物質の探究が比較的やりやすく、米国領であったグアム島では、米国国立衛生研究所(NIH)のグループによって大規模な研究がおこなわれた。グアム島では、先住民のチャモロの人々がかかっていたので、原因としてソテツの実の成分などが一時騒がれたが否定され、土壌中のアルミニウムが水に溶けやすい特殊性から、飲料水中のアルミニウムの濃度が高く、カルシウム濃度が低いのが原因とされた。現在では上水道の普及によるのか、グアムでも患者はほとんど出なくなっている。

を示す疫学調査

備　考
痴呆による死亡率
CT スキャンにより判定
痴呆による死亡率
ケースコントロールスタディ
痴呆による高死亡率地域で Al の濃度が高い
80 歳以上の老人のみの比較
pH が高いと Al の効果なし
F の保護効果
死後脳病理診断から AD と確定診断
CT スキャン判定，ケースコントロールスタディ

さらにいくつかの先駆的な疫学調査が、環境問題に関心の高かった北欧でおこなわれ、その疑いは強まった。

そして一九八九年になって、飲料水中のアルミニウム濃度とアルツハイマー病の発病率に相関があるという大規模な疫学調査の結果が、英国の医学雑誌『ランセット』('Lancet')

表 3-2　飲料水中の Al 濃度と痴呆との関連

著　者	年度	国	比較した Al 濃度(μg/l)	相対危険率
Vogt	1986	ノルウェー	20 と 200	1.48
Martyn	1989	イギリス	0～10 と 110 以上	1.5
Michel	1990	フランス	10 と 160	4.53
Flaten	1990	ノルウェー	5 と 200 以上	1.46
Neri	1991	カナダ	0～10 と 200	1.42
Frecker	1991	カナダ	10 と 150 以上	3.0
Wettstein	1991	スイス	10 と 100	相関なし
Forbes	1992	カナダ	低Al高F と 高Al低F	2.7
Jacqmine	1994	フランス	5 と 100	1.33
Forbes	1994	カナダ	低Al高F と 高Al低F	4.42
McLachlan	1996	カナダ	100 以下 と 100 以上	2.3
Martyn	1997	イギリス	10 と 110 以上	相関なし

（注）Al はアルミニウム，F はフッ素，AD はアルツハイマー病（の略）

の巻頭に掲載され注目された。この時点で、酸性雨（Acid rain）、アルミニウム（Aluminum）、アルツハイマー病（Alzheimer's disease）を結ぶＡＡＡ（スリーＡ）問題として、単なる医学問題だけでなく環境問題にもなってきたのである。水道水は誰でも毎日飲む。そのなかに健康を損ねるものが入っているとすれば大問題である。すぐに各国でいくつかの疫学調査がおこなわれ、一九九七年までに一二例中、二例を除いて、アルツハイマー病発病と飲料水中のアルミニウム濃度との相関は「ある（統計学的に有意）」という結果が出た（表

3-2)。

一般に疫学調査は、より大がかりな調査ほどより信頼できるが、人手と予算と長期間とを必要とし、もともと一つの調査だけで完全なものをおこなうことは、実際上できない。いくつかの疫学調査の結論が、「関係あり」「関係なし」、と全く異なることもしばしば起こる。調査の対象や調査の方法などが違うからである。したがって、一つの調査だけでは、八〇歳以上の人のみを対象として「相関がない」としたスイスの例のように全く信頼できない場合や、どれほど信頼してよいか判断できない場合もたしかにある。しかし、このアルミニウムとアルツハイマー病の疫学調査では、調査地域も調査者も異なる一〇の調査の結論が一・五倍から四倍程度の危険率で「相関がある」としているので、全体としての信頼性は高い。ことに、一九九六年のカナダの調査では、亡くなった人の脳を調べてアルツハイマー病と確定診断したケースを使ったたいへん厳密な調査で、飲料水中のアルミニウムがアルツハイマー病の危険因子である(危険率が約二倍)ことをはっきり示したものといってよいだろう。

透析痴呆の例で、ヒトの脳に入ったアルミニウムが痴呆を起こしたことは証明されているし、アルミニウムの神経毒性はさまざまな実験で示されているので、総合的な判断からも、飲料水中のアルミニウムはアルツハイマー病の危険因子だといえる。

6　不活発な生活

私たちのからだの多くの器官は、その使われ方によって機能の維持され方が違う。たとえば、入院してベッドに寝たきりになると、脚の筋肉が著しく衰える。これを「廃用性退行」という。脳の神経細胞でも同じようなことが起こっていると考えられている。たしかに、高齢の人が、骨折など別の病気や原因で入院したとたん、急に痴呆が始まった例も多く知られている。

脳が活動し、神経細胞がシナプスを介してほかの神経細胞に興奮を伝えると、そのお返しとして、興奮させられた細胞が、細胞の生存に必要な蛋白質（生存因子）を分泌するといわれている。その生存因子が、もとの興奮を伝えた神経細胞の生存を保証するというメカニズムである。これを「活動依存性」の生存・機能維持という。このため、頻繁に活動する神経細胞は活力に満ち、活動していない神経細胞は死にやすくなる。脳の中の神経回路を維持し、機能が衰えないようにするには、常に活動していることが必要となる。

不活発な生活がどれくらいアルツハイマー病の危険因子になっているかについては、「新聞を読むか」など、いくつかの指標を使って調査がおこなわれ、「相関あり」とされている。アルツハイマー病の場合、予防法となる手段が少ないという事情もあり、一方では脳の活動依存性を示すデータもあるので、この「不活発な生活」は、危険因子として挙げてよいと考えられる。脳の中の神経細胞はたいへんに複雑に結びついて活動しているので、必ずしも「頭を使う」活動だけでなく、運動など「からだを使う」活動も、脳全体の機能維持には働いている可能性がある。

逆に、この活動依存性の機能の維持や修復によって、アルツハイマー病患者の神経細胞の死やシナプスの脱落に対抗しようという目的で、治療や症状の進行を抑えるためのリハビリテーションが試みられている(第5章)。

7　生活環境の大きな変化

一九九四年二月、米国のレーガン元大統領が、自分がアルツハイマー病にかかっていることを告白したというニュースが伝えられた。七八歳もの高齢まで米国大統領の激務をこなしていたが、辞任したあとに症状が出てきたようである。

この場合は、在任中の活動が発病を遅らせていた可能性も高いが、多数のアルツハイマー病患者に接した人がほとんど異口同音に言うことに、配偶者の死や定年退職、住みなれた家からの引越しなど、生活環境・人間関係の大きな変化をきっかけとして症状が顕在化したり悪化したりする場合が多いということがある。

前項と少し重なる面もあるが、個人レベルでのリハビリテーションや運動などで刺激して、ただただ脳を活動させればよいというわけでもなさそうである。

配偶者の死や定年退職は「心」の問題をともなう。人間はひとりで生きているわけではなく、家族、友人、地域、趣味グループなど、さまざまな人間関係のなかに「生きがい」を見出して生きている。古い農家で孫と一緒に暮らしていたときには元気だった老人が、それぞれ個室をもつ新築の家にめでたく引っ越したとたん、ひとりでテレビを見て過ごすしかなくなり、急に痴呆が進んだという話もある。家族に事情があり、老人病院などの施設に入ったとたん、症状が悪化することも多い。一般に、老人は新しいことを記憶する能力がもともと下がっているので、住む場所が変わることのダメージは大きい。昔から慣れていた日常の生活を新しい環境のもとで覚え直さなくてはならず、それが老人にとって大きな負担になるということが、痴呆が進む一つの理由であろう。

ただし、この「生活環境の変化」について、はっきりとした疫学データは、調査がむずかしいことがらでもあり、見つからなかった。それでもあえて「危険因子」としてここに挙げたのは、アルツハイマー病患者の「介護予備軍」としては、アルツハイマー病にかからせないための重要な一つのポイントであり、かつ、大きな生活環境の変化がどうしても避けられない場合には、その時期の前後に注意深く見守り、カバーしてあげる必要があるという理由からである。

8　たばこ

アルツハイマー病とたばこの関係は、学問的には現在のところ、それほど明確ではない。それには、疫学調査の結果の違いもかかわっている。

横断型の調査では、「喫煙がアルツハイマー病を防ぐ効果があるかどうか」という形の調査結果が複数ある。そしてそれは「効果あり」と「効果なし」とにほぼ二分されている。疫学調査が、いろいろな因子によって左右されるという典型的なケースである。ことにこの「たばこがアルツハイマー病防止に良い」というほうの結果は、話題性もあって、新聞などで広く報道された。たばこがガンの強い危険因子であることから、禁煙運動が米国で盛んになり、日本でも公の場所での禁煙化が進んできた社会情勢のなかで、たばこを吸いたい人にとって吸う理由づけにもなると思われたからである。

しかし、このような結果を出した研究のなかには、たばこ会社から研究費を受けていたものがあった。また、そうでない研究には、たばことアルツハイマー病は「無関係である」という結果をもつものがいくつか含まれていた。少なくとも、たばことアルツハイマー病の関係をめぐっては、中立的な立場での、より詳しい疫学調査が必要であろう。

縦断型の調査は、アルツハイマー病に関する限り、調査自体に数十年かかるためほとんどおこなわれていないが、唯一の例と思われるのが、平山雄(国立がんセンター)らの研究である。たばことガンの疫学調査に一生を捧げたともいえる平山は、以前から、たばこを吸っている人と吸っていない人でのガンの発病率を調べる目的で、多くの人たちを数十年にわたって追跡していた。この人たちのなかで、痴呆になった人の数を調べて比べたところ、「たばこを吸っている人は痴呆にかかりやすい」という結果が出た。この調査は、縦断型であるだけに、横断型より信頼性が高い。しかし、この結果は「痴呆との相関」であり、アルツハイマー病だけでなく脳血管性痴呆も含んでいると思われる。ともかく、たばこを吸うと脳血管障害を起こしやすい、そのぶんの神経細胞死があるため、間接的にアルツハイマー病が発病しやすい可能性はある。たばこを吸っていると、脳が障害されたときシナプスの再生をして機能修復をおこなう回復力が落ち、結果としてアルツハイマー病にもなりやすい、という可能性もある。

いずれにしろ、たばこの害はガンに限らずいろいろあるので、たばこはアルツハイマー病の防止に役立つとは考えず、危険因子と考えて避けたほうが、賢明であろう。

9 脳血管障害

アルツハイマー病だけが痴呆ではない。脳血管性痴呆も、アルツハイマー病と同じくらい患者の多い病気で、シナプス脱落、神経細胞死という基本メカニズムは共通である。しかも脳血管性障害は痴呆だけでなく、手足のまひや、ことばが話せなくなるなど、より重い症状をともなうことが多い。アルツハイマー病と脳血管性痴呆は混合型もある。たばこのところでも触れたが、理屈から言えば、それぞれに対して、片方の要因があると、もう一方の症状も出やすいという意味で危険因子であろう。しかし、どちらが先に起こったのか、全く独立なのかについては、診断もむずかしい場合が多いので、脳血管障害は少なくとも「どちらにしろ痴呆の危険因子」と思ったほうがよいであろう。

はっきりとした症状がない健常者でも、CTやMRIで検査すると小さな脳梗塞の一つや二つ見つかることは普通である（無症候性脳梗塞）。これが脳血管性痴呆につながりやすいことは確かだが、アルツハイマー病に影響するかどうか、まだはっきりとデータはないようである。しかし、たとえ小さくとも、脳血管障害はないにこしたことはない。アルツハイマー病の危険因子である頭部外傷も、それが脳血管障害を起こしやすいからだという考えもある。

そこで、脳血管障害の危険因子を避けることが有効であろう。それは、①高血圧である、②糖尿病である、③血中のコレステロール値が高い、④たばこ、⑤毎日多量（日本酒二合以上）の酒をのむ、の五つで、いずれも避けることができる「生活習慣（病）」である。

10　その他

強い電磁波を日常的に浴びる職業でアルツハイマー病が多い、という疫学調査が、一九九七年までに二つ出ている。脳神経系の、とくに記憶の機能の基本に、カルシウム・イオンがさまざまな面で関与しており（一九六ページ、図6－2参照）、電磁波が細胞内外でのカルシウム・イオンなど電荷をもつイオンの動きに影響する可能性はある。

四　未知の環境因子の探求

現在、アルツハイマー病の原因は、ある程度まで追いつめられてきていると言ってよい。患者としては稀な家族性のアルツハイマー病の原因遺伝子がわかり、それをヒントにして大部分の孤発性アルツハイマー病を含めたアルツハイマー病全体の原因として、「βアミロイド蛋白説」が有力になっているからだ（第4章）。しかし、βアミロイド蛋白の神経毒性だけでは完全に説明できない部分がある。アルツハイマー病の発病には、まだ研究の進んでいない脳の老化と関係した遺伝因子・環境因子もからんでいるものと思われる。

一般に、環境因子は避けることが比較的容易である。だが、疫学調査が困難で、調査不十分なことがあるにしろ、アルツハイマー病は今のところ地域とか職業、生活習慣などにかかわりなく発生しているように見える。そのため、この環境因子が何であるか、なかなか推察できない。ここで、興味あるデータを紹介しよう。

アルツハイマー病と似て、アミロイド蛋白がたまって起こる病気に、遺伝性の「家族性アミロイドーシス」がある。アルツハイマー病の場合は、βアミロイド蛋白が脳にたまるわけだが、この病気では別の種類のアミロイド蛋白が内臓にたまる。この遺伝病の研究からおもしろいことがわかったのである。

山村研一(熊本大学医学部)が、ヒトの家族性アミロイドーシスの原因と考えられた遺伝子を導入したマウス(トランスジェニック・マウス)をつくり、数カ月、通常の(普通程度に汚ない)研究室の中で飼っていたところ、これらのマウスの内臓にアミロイド蛋白の沈着が見られた。こうして、家族性アミロイドーシスの原因がこの遺伝子であることが証明され、モデル実験動物ができたのだが、ここで意外なことが起こった。これらのマウスを、新設された動物舎の清浄な飼育室(SPF)で飼ったところ、何カ月経っても発病しなくなってしまったのである。家族性アミロイドーシスは、完全な遺伝病(遺伝子があればそれだけで必ず発病する)と思われていたが、どうやら何らかの環境因子が必要だったのである(一卵性双生児でも、遺伝病の発病が一般に一〇〇%は一致せず、八〇%くらいであることと話が合う)。そしてその因子はヒトの住む普通の環境に普遍的に存在するものらしく、それまで気づかれなかったようだ。

つまり、アルツハイマー病の未知の環境因子も、なかなかそれとは気づかない、ごくありふれたものである可能性がある。

疫学調査で今のところ唯一、物質としてわかっている危険因子のアルミニウムは、この点から見てもアルツハイマー病の発病にかかわっている環境因子の資格をもつ。そして、私たちの脳にも個人差はあるが、生まれてからは微量ながら着実にアルミニウムが蓄積しつつあるというデータがある(一七三ページ、図5－4参照)。このことは、加齢(による脳の老化)がいちばん強い危険因子であることをも説明できる。いずれにしても、環境因子に焦点をしぼった、よりきめの細かい、できれば分子レベルでの疫学調査が必要になってきている。多因子性の一般のアルツハイマー病では、単一の環境因子だけで疫学調査をしても、アルミニウムを除いてあまりはっきりとした結果が出てきていない。たとえば遺伝子背景(第4章で述べるアポリポ蛋白E4遺伝子やトランスフェリン遺伝子)と環境因子を組み合わせたような調査をして、はじめて未知の環境因子が浮かび上がってくる可能性がある。

五　疫学の限界

「ヒトの集団での病気や健康障害にかかわる要因を研究する」学問である疫学の重要さと、

一次予防につながる危険因子の考え方については、この章のはじめに述べた。

アルツハイマー病をめぐる疫学調査は、遺伝因子と環境因子の組み合わせなど、さらなる調査が期待されている。しかし、疫学にもいろいろな制約があり、解釈や評価にもいろいろな問題がある。

第一に、社会で生活している多くの人々を対象にしているため、さまざまな要因や個人差が大きい。できるだけ個体差をなくしたマウスなどの実験動物を使い、きちんと計画された実験の場合とはほど遠い調査となってしまう。たばことアルツハイマー病の関係をめぐる横断型の疫学調査のように、調査のやり方によって「関係あり」「関係なし」の結果がほぼ同数出てしまうことがある。したがってサンプル数を増やし、統計学的に意味のあるデータを出すために、なるべく多くの人々を対象に詳細な疫学調査をおこないたいところだが、それには膨大な人手と莫大な費用がかかり、実行不可能のことが多い。不十分な結果が多い理由である。

第二に、その結果は、基礎医学など実験科学によって支持されることが望ましい。たばことガンの関係を示した疫学調査も、たばこの煙に発ガン物質があることが実験的に証明されて、その意義が高まった。飲料水中のアルミニウム濃度とアルツハイマー病の関係についても、透析痴呆の例やアルミニウムの神経毒性についての多面的かつ数多くの実験データによって支持されている。また、第4章で述べるように、原因と思われるβアミロイド蛋白説だけでは説明できない七〇歳や八〇歳での発病も、アルミニウムなどの毒性物質の脳内蓄積が〝閾値(いきち)〟を超えたことで説明が可能なように、総合的な判断が必要とされる。

第三に、「どの要因について調べるか」をどうやって決めるか、が問題である。水俣病のように発病の状況に地域差があればよいが、アルツハイマー病の場合、前にも述べたように、地域や職業によって発病率に差がないと今のところ言われている。しかも多因子性の病気については、「正しい問い」を発しない限り、いくら調査しても「関係はなかった」という答えしか返ってこない可能性が高い。ここで、逆に、動物実験などあらゆる方法で探り、アルツハイマー病の原因と考えられるものを先に推理し、それをヒントに、疫学調査をおこなう必要が生じる。実りのある疫学調査のためには、名探偵のような推理力で、関係のありそうな要因に目星をつけなければならないが、アルツハイマー病のような複雑な病気の場合には、「言うは易くおこなうは難し」である。

第四に、疫学的アプローチの原理的な欠点として、病気や障害がかなり広く起こって顕在化しなければ決して調査をおこなえないことである。したがってアルツハイマー病では、まだ疫学調査ができるが、〝環境ホルモン〟のような、比較的最近あらわれ、長い潜伏期間をもつ毒性物質のヒトに対する影響を、被害が広がる前に予測することはできない。たとえば、ある化学物質について、動物実験などの結果からヒトへの悪影響が予測されたとき、その物質を製品にしたり、廃棄物にしたりしている企業側から「ネズミなどの実験動物とヒトは異なるから、実際にそのような危険がヒトにもあるかどうかわからない」として、危険性を否定する見解が出ることが、過去には多かった。しかし、この理屈で、疫学調査の結果が出るまでは、その化学物質が本当に危険かどうかわからないので使用を禁止しない、などとすると、ヒトの被害が「十分に」起こるまで――すなわち「手遅れ」になるまで――待つということになってしまう。食品や農薬などの安全性試験は、元来そのようなことを未然に防ぐためにおこなわれており、この安全性の評価システムをより精度良くすることは重要であるが、危険かどうかの判定に際して、ヒトでおこなう疫学調査を要求することはできない。

言うまでもないことであるが、疫学調査は人々を病気や障害から守るためのものであるが、すでに起こってしまったものから、医学的にその原因や危険因子を探り、それが二度と起こらないように予防するためにおこなわれている。本来望ましいのは、私たちの環境から体内に入ってくる食品、飲料水などに含まれている有害物質・因子をあらかじめ知って、それを摂取しないようにすることにより、健康被害を未然に防ぐことである。昔から各種の安全性試験がおこなわれているが、実際には水俣病、農薬中毒、花粉症、アトピー性皮膚炎、そしてごく最近知られるようになった〝環境ホルモン〟(内分泌攪乱化学物質)などによる被害など、次から次へと〝後手〟をふんでおり、決して十分とは言えない。

ことに、微量の化学汚染物質の体内への蓄積により、長いあいだかかって徐々に被害が出てくる慢性毒性評価の試験システムの現状は、『複合汚染』(有吉佐和子)ですでに指摘されているように、今までに、多くの危険な物質を予知・予防できず見過ごしており、問題が多い。さらに、脳神経系に異常や障害を与える神経毒性の試験は、前著『ボケの原因を探る』(岩波新書)でも強調したが、脳神経科学そのものの遅れもあり、著しく遅れている。ことアルツハイマー病の予防に限らず、「脳を守る」ために神経毒性学、なかでも新しい毒性試験方法の開発への、国レベルの早急な対応が切望される。

◆第4章◆

アルツハイマー病の原因研究

アルツハイマー病の原因研究はここ五年で大きく進歩した。それは、遺伝子の解析が容易になったことを利用し、家族性アルツハイマー病の原因遺伝子や孤発性アルツハイマー病の遺伝子背景が明らかにされ、それらの遺伝子の情報から、大部分の孤発性アルツハイマー病の危険因子や発病のメカニズムへのヒントが得られたためである。その結果、「何が脳の神経細胞を殺し、シナプスを脱落させるか」の大枠がわかってきた。βアミロイド蛋白という蛋白質の小さな切れ端が集まって特殊な形になると神経毒性をもつことがわかったのである。

この章では、この「βアミロイド蛋白説」が、どのような犯人探しの過程でわかり、有力視されているかをまとめてみよう。なお、正確を期すためにやや専門的な記述が多く、少々難解な表現になったところがあるかもしれないので、治療や予防の方法が気になる方は、本章を飛ばして第5章へ進んでいただきたい。

一　アルツハイマー病に関係する遺伝子

遺伝因子は、孤発性のアルツハイマー病との関係は少ないが、環境因子に比べれば研究しやすい。それは先に述べた、家族性アルツハイマー病のうちの遺伝性のアルツハイマー病が、稀ではあるが早くから知られていたからである。未知の原因遺伝子を発見するための遺伝子解析がしやすい遺伝性アルツハイマー病の大きな患者家系は、日本ではほとんどなく、世界でもごく限られていた。まず、その患者家系について、特定の配列をもつ遺伝子をもっていることとアルツハイマー病発病との相関を調べる分子レベルの疫学がおこなわれ、一九八〇年代から染色体上の遺伝子のおおまかな位置が決められ、家族性アルツハイマー病にかかわる遺伝子にはおおよそ四つのタイプがあり、それぞれ別の染色体上にあることがわかった。

そして、実際にどんな遺伝子なのかの決定に、さらに精力的な研究競争がおこなわれ、まず一九九一年のイギリスの生化学者ハーディらの報告を始めとして、「21番染色体」に異常をもつ家族性アルツハイマー病の原因遺伝子が、老人斑の主成分であるβアミロイド蛋白の「前駆

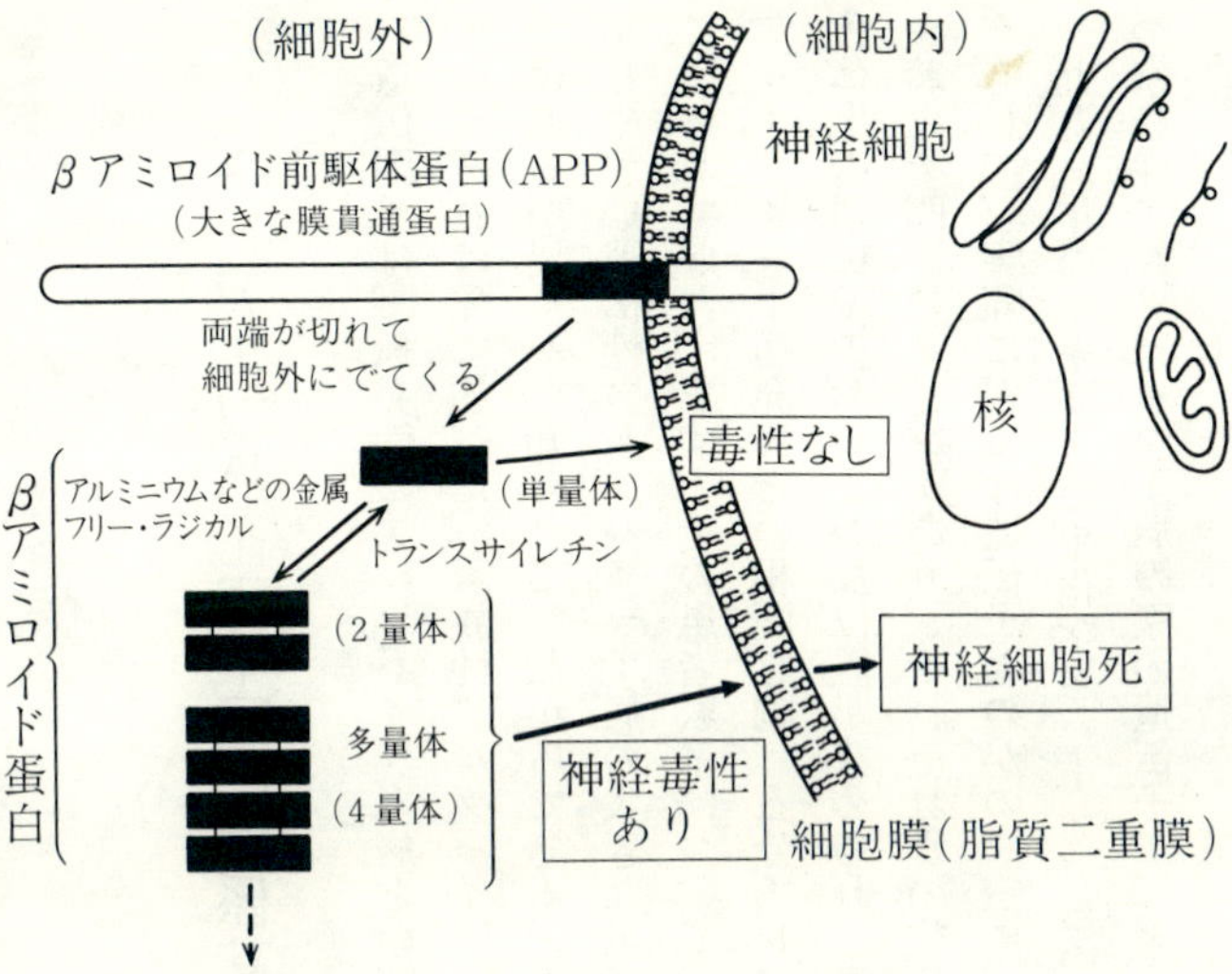

図4-1　βアミロイド蛋白と神経毒性

体（APP）遺伝子」（図4-1。もともと長い蛋白質で、その一部分が切れてβアミロイド蛋白となる物質――前駆体――を作り出す情報をもっている遺伝子）であることが明らかにされた。もともとアルツハイマー病と似た脳の病態を示すダウン症は、この21番染色体が、通常二本のところが三本になるという染色体異常が病気の原因である。また、正常な老人の脳にもある老人斑は、病気ではアルツハイマー病の脳のほかにはダウン症の脳に多く見られる。これは、ほかのさまざまな病気の脳にも見つかる神経原繊維変化とは大きく異なる。そのダウン症の脳の研究から、老人斑と神経原繊維変化のうち、老人斑が時間的に早く生じることもわかった。このため老人斑がアルツハイマー病の原因ではないかという考えが強まり、それなら、その主成分であるβアミロイド蛋白のもとであるAPPの遺伝子に異常が起こったに違いない、とハーディたちは考えた。しらみつぶしに患者のDNA内の突然変異を研究した結果、APPの遺伝子のたったアミノ酸一つの変化が、アルツハイマー病の発症と相関していることがわかった。この発見は大きく、アルツハイマー病の原因物質として、現在最も有力なβアミロイド蛋白説をもたらした。

ともかくAPP遺伝子のβアミロイド蛋白のアミノ酸配列を決定している部位のすぐ近くにわずかな変異が起こっただけで、アルツハイマー病に必ずなるところから、βアミロイド蛋白がアルツハイマー病の原因または発病の仕組み（発症機序）に大きくかかわっていることが証明され、次に述べるβアミロイド蛋白の神経毒性の発見につながった。

その後、ほかの家族性アルツハイマー病遺伝子の解析にも拍車がかかり、一九九五年までにおもな四つの遺伝子すべてが解明された。

遺伝因子として二番目に突き止められたのは、19番染色体の「アポリポ蛋白E4遺伝子」だった（遺伝子の名称は、その遺伝子が作り出す物質の名前をつけることが多い。「アポリポ蛋白E4遺伝子」という名称もそうしたものの一つである）。前述の「βアミロイド蛋白前駆体（APP）遺伝子」

の異常は、それがあれば必ずアルツハイマー病になるという意味で「原因」であるが、こちらのほうは、原因ではなく、存在すればアルツハイマー病になりやすくなる「危険因子」である。

「アポリポ蛋白E」は、脳で脂質の運搬や組織の修復にかかわっている蛋白で、もともと難波吉雄(東京大学医学部)と朝長正徳(元東京大学医学部)らにより、老人斑や神経原繊維変化の中に存在することが明らかにされていた。これをヒントにこの遅発型の家族性アルツハイマー病の遺伝子を研究したロージズ(米国・デューク大学医学部)らは、アポリポ蛋白Eのアミノ酸配列が一つずつ異なる四つの多型のうちでも、E4タイプを作り出す遺伝子をもっていると遅発型の家族性アルツハイマー病になりやすいことを明らかにした。

さらにより重要な発見として、多くの遅発型孤発性アルツハイマー病(大多数のアルツハイマー病患者はこれである)についても、E4タイプのアポリポ蛋白E遺伝子を二つ持っている人、一つ持っている人、持っていない人の間で、アルツハイマー病の発病年齢に差があることを見出した。すなわちアポリポ蛋白E4遺伝子を多く持っている人ほど発病が早く、ほかの早発型孤発性アルツハイマー病のデータとあわせ、一般のアルツハイマー病でも危険因子であることが、この、遺伝子などの分子レベルの変化について調べた分子疫学で明らかにされた。ただし、論文に発表されたデータはサンプルに偏りがあってこの遺伝子の影響が非常に大きく見えるが、のちのより大きい集団を使った疫学調査では、この危険度はさほど強いものではないことがわかった。一つの疫学調査だけでは十分でないことを示す一例であろう。このアポリポ蛋白E遺伝子が作り出すアポリポ蛋白Eは、βアミロイド蛋白と結合し、その増減など代謝に関係するなどの説もあるが、アルツハイマー病以外のいくつかの神経変性疾患の危険因子でもあり、アルツハイマー病だけでなく一般に神経細胞死からの修復過程——ことにコレステロールをはじめとする脂質代謝——にかかわっているのかもしれない。

それぞれ14番、1番染色体で同定された第三、第四の遺伝子は「プレセニリン(I、II)遺伝子」とまとめてよばれる。これはβアミロイド蛋白前駆体(APP)遺伝子と同様、原因遺伝子であるが、細胞内輸送やカルシウム・イオンの調節にかかわっているらしい、プレセニリンと名付けられた膜蛋白を作り出すもので、セント・ジョルジ・ヒスロップ(カナダ・トロント大学医学部)らによってあいついで発見された。これもβアミロイド蛋白が生成されたときの長さや、分泌の量にかかわっている可能性が高い。

これで家族性アルツハイマー病のおもな家系についての遺伝子の追究はほぼ終わり(図4-2)、遺伝子レベルの研究は、ロージズらが明らかにしたアポリポ蛋白E4以外の、孤発性アルツハイマー病の危険因子となる遺伝子群とそれが作り出す蛋白、すなわちこの病気にかかり

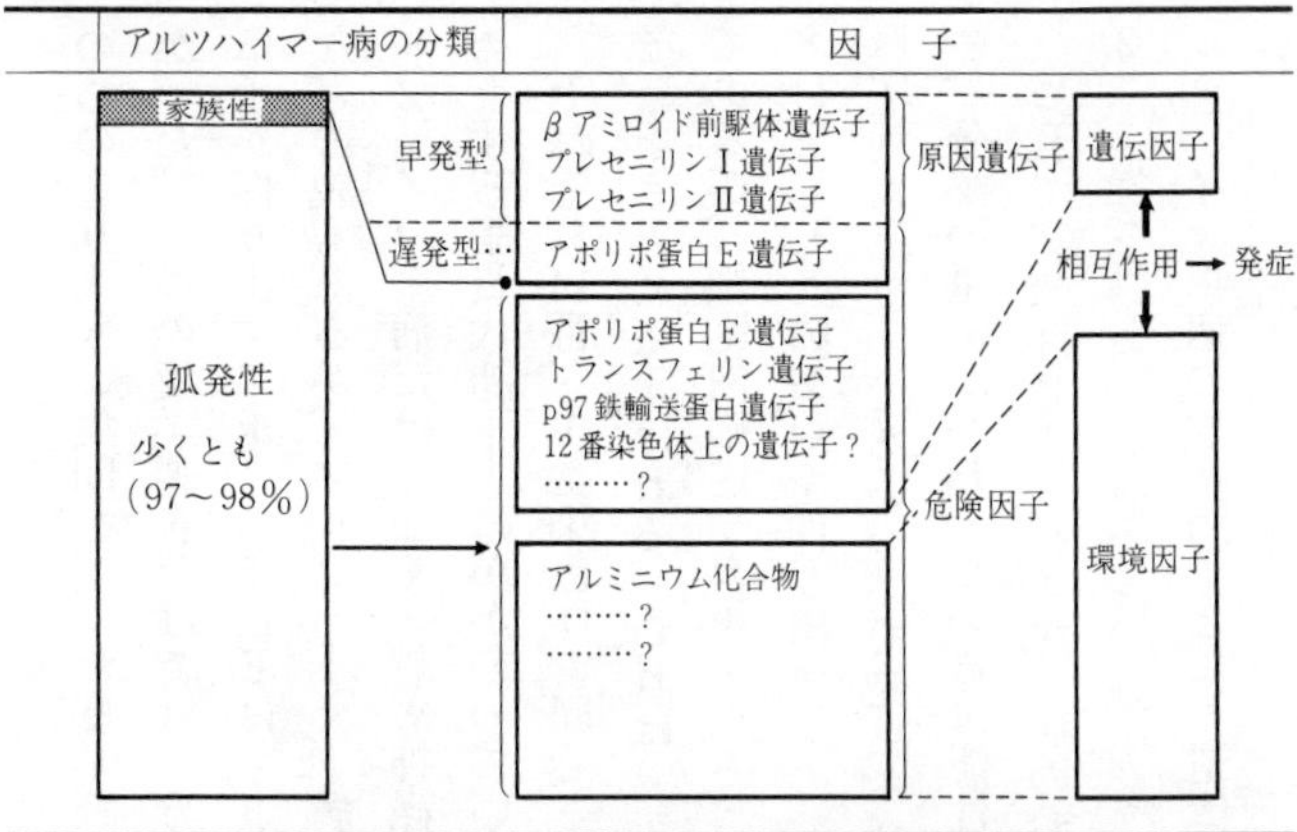

図4-2　アルツハイマー病の分子疫学の現状
(遺伝因子と環境因子のかかわりを示す)

やすい遺伝子背景を解明する分子疫学に向けられた。

ほかに報告された危険因子には、鉄イオンの運搬にかかわっているトランスフェリン遺伝子の多型、鉄輸送関連蛋白p97の変化などがあるが、まだ十分なデータとはいえない。鉄不足は記憶障害を起こすことがわかっており、さらにトランスフェリンは、第3章で述べた、唯一知られている環境由来の危険因子であるアルミニウムを、鉄と間違えて結合し脳内に運び込んでしまう蛋白である。鉄関係の蛋白の違いが発病にかかわるとすれば、鉄剤による治療例(後述)もあり、注目される。

さらにロージズらは、長年苦労して集めた世界最大の規模の患者サンプルを用い、12番染色体などの遺伝子を候補としてしぼり込んでいるという。一九九七年春の国際シンポジウムで、彼に「12番染色体の遺伝子は貴方のところですでに発見されたという噂があるが」と水を向けると、「たとえ知っていても、言えない。危険因子である遺伝子をもっていることが判明しても、アルツハイマー病に必ずなるわけでもない。予防法や治療法がわかっていない現在発表しても、その遺伝子をもっている人に不安を与えるだけで、胎児の遺伝子診断の是非と似たような倫理問題となるからだ」と答えていた。

これらは危険因子として孤発性アルツハイマー病の発病機序のどこかにかかわっているはずで、既知の危険因子群、原因遺伝子群とあわせ、分子レベルでのアルツハイマー病の発病メカニズムとの因果関係を考えるのに重要である。

二　βアミロイド蛋白による神経細胞死

研究者らが期待したとおり、家族性アルツハイマー病の原因遺伝子の研究は、今まで、アルミニウムを除いて神経細胞死との因果関係を具体的に検討するための物質的基礎の少なかった、発病に至る仕組みの研究に大きな手がかりを与えた。ことにβアミロイド蛋白前駆体(APP)遺伝子の変異は、「βアミロイド蛋白そのものが神経細胞を殺すのではないか」という考えに結びつく。

近年、実験室での哺乳動物の中枢神経細胞の培養が容易になってきたので、ヤンクナー(米国・イェール大学)らはいち早く、脳の奥にある、記憶に重要な部位でアルツハイマー病でも病変が見られる海馬の神経細胞を培養して、βアミロイド蛋白を投与してみた。これにより、〝ある条件〟でβアミロイド蛋白が神経細胞死を起こすことが明らかになった。〝ある条件〟が微妙だったため、最初のうちはほかの研究者からの「神経毒性はない」という報告もあり混乱したが、結局、βアミロイド蛋白は単体(モノマー)では神経毒性はないが分子会合を起こして多量体化すると神経細胞を殺すことが判明した。

毒性をもつβアミロイド蛋白の多量体を調べると「βシート構造」(蛋白が一定の規則で折り畳まれた構造)を保ち、会合していた。細胞から多く分泌されるβ1-40(βアミロイド蛋白のうちアミノ酸が四〇個のもの)に比べて長いβ1-42(アミノ酸が四二個)は、より凝集しやすく、老人斑の核となっている。また海馬や大脳皮質からとって培養した神経細胞はβアミロイド蛋白によって死にやすいが、小脳からの培養神経細胞や脳の神経細胞のすきまを満たしているグリア細胞は死ににくい。これは、アルツハイマー病の脳で脱落しやすい神経細胞の順と同じである。なお、ウシの狂牛病やヒトのクロイツフェルト－ヤコブ病の原因物質である「プリオン蛋白質」もβシート構造をもっている。また、ハンチントン病などいくつかの、神経細胞死を起こす病気の原因に、遺伝子のなかの、グルタミンに対応する「CAG」という塩基配列の繰り返し（トリプレット・リピート）が増えることが挙げられ、このトリプレット・リピートが作り出す、グルタミンがたくさんつながった「ポリ・グルタミン」もまた、βシート構造をもつことがわかった。βアミロイド、プリオン、ポリ・グルタミンなど、神経細胞死関係の原因とされる物質がすべてβシート構造をもち、神経毒性に関係しているらしいことは注目される。

このように、神経毒性の発見によって、アルツハイマー病の原因物質としてのβアミロイド蛋白に注目が集まり、研究が集中的におこなわれ、世界中から次々に「βアミロイド蛋白説」を裏づけ、発展させるデータが集まった。まず、βアミロイド蛋白は少量ながら正常な人の脳中にも分泌されているという重要な点が明らかになった。神経細胞を殺すような濃度の毒物が常に脳内にあるにもかかわらず、正常の人では、少なくとも神経細胞がどんどん死ぬということはない（ヒトの脳では一日に一〇万個の神経細胞が死ぬといわれているが、それでも脳全体の神経細胞一〇〇〇億のわずか〇・〇〇〇一％にすぎない）。これについては、「βアミロイド蛋白の毒性を抑えている物質が脳内にあるに違いない」と考えたゴールドゲイバー(ニューヨーク州立大学医学部)らは、蛋白の一種であるトランスサイレチンがβアミロイド蛋白と結合して多量体化を妨げることにより、神経細胞死を起こさないように働いていることを示した。逆にβアミロイド蛋白の多量体化を促進し、毒性を増す要因として、金属による過酸化、アルミニウムや亜鉛・鉄があることもわかった。

βアミロイドがそもそもどうして神経細胞を殺すのかというメカニズムも研究が進んだ。多量体が細胞膜にイオンの通る穴をつくることで異常なカルシウムの流入が起こり、神経細胞死を起こすとする「イオン・チャネル説」、脳の老化に深くかかわっている活性酸素などのフリー・ラジカルをβアミロイド蛋白が増やすという「ラジカル説」、カリウム・イオンを通す細胞膜の働きを抑制するという「カリウム・チャネル説」などがある。このうちの一つだけというのではなく、どれもが働いている可能性がある(図4-3)。

βアミロイド蛋白前駆体遺伝子やプレセニリン遺伝子の異常による家族性アルツハイマー病では、患者の脳脊髄液中のβアミロイド蛋白の量が増え、かつ長いβ1-42が増えており、遺伝子を人工的に導入した培養細胞でも同様なので、これがより多くの神経細胞死を促進し、アルツハイマー病を引き起こし、老人斑へのβアミロイド蛋白の蓄積を増加させているらしいこ

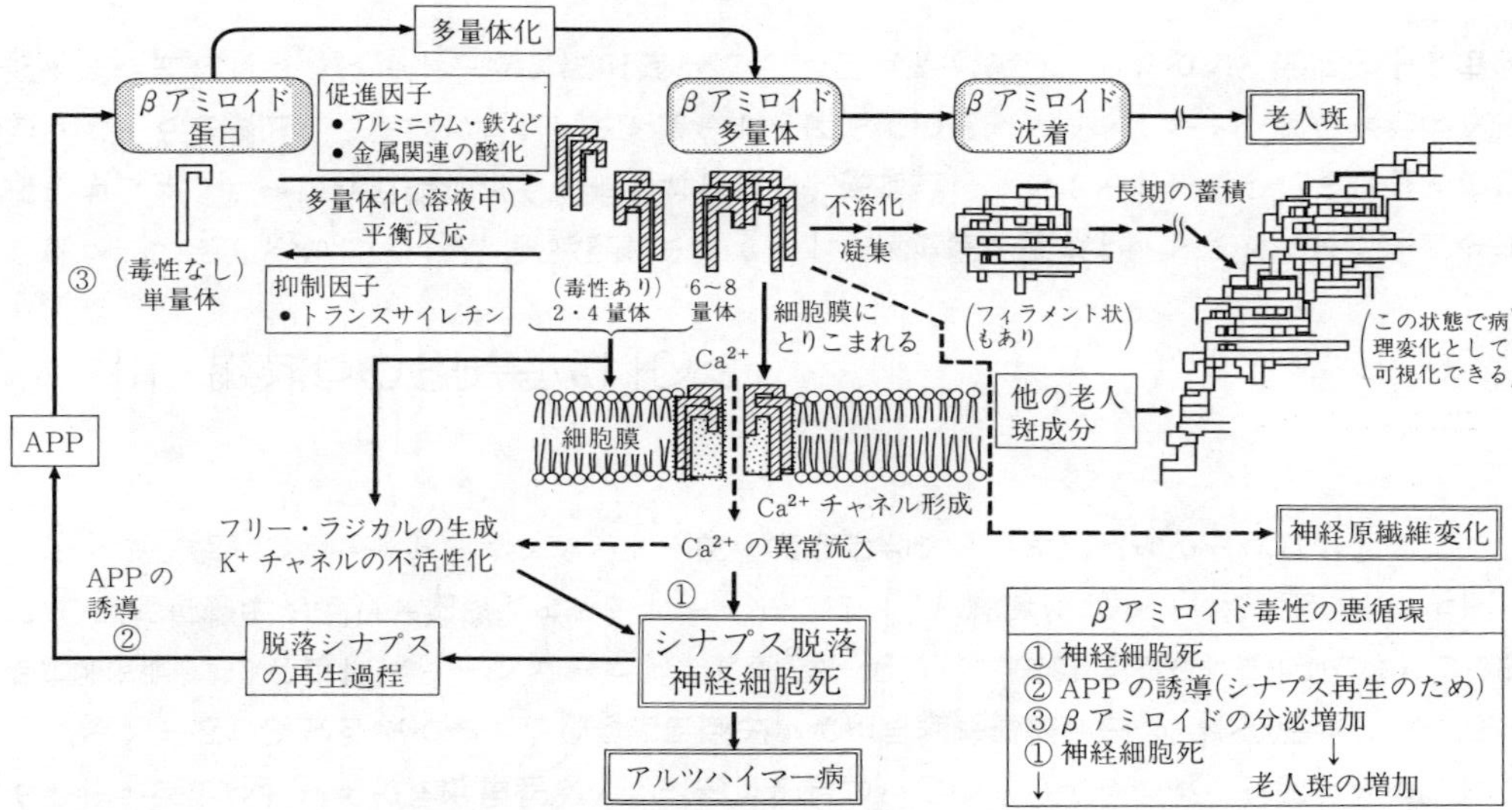

図 4-3 βアミロイド蛋白による神経細胞の死の概念図

βアミロイド蛋白は多量体化すると毒性をもち(斜線入り分子)細胞膜に取り込まれてチャネルをつくるなどして，異常なカルシウム(Ca^{2+})の流入をおこし，その結果(としての)シナプス脱落や神経細胞死によって痴呆をもたらす．多量体化は，多くの因子のからむ微妙な平衡反応で，アルミニウムなどによって促進される．

とが理解できた。多量体化が毒性を生じるという改訂版「βアミロイド蛋白説」は、「大部分の孤発性アルツハイマー病患者の脳脊髄液中ではβアミロイド蛋白の量は有意に増えていないが、主要病理変化である神経細胞死と老人斑は増加している」こともうまく説明できる。アルツハイマー病の脳で増えるもう一つの病理変化である神経原繊維変化も、今堀和友(三菱化学生命科学研究所)らの研究グループにより、その原因であるタウ蛋白(細胞の骨組みを作っている蛋白)の異常燐酸化を起こす酵素がβアミロイド蛋白によって誘導されることが判明し、「βアミロイド蛋白説」はますますアルツハイマー病全体の病態をよく説明できるようになった。

三　環境からのアルミニウム

繰り返し述べてきたように、家族性アルツハイマー病は稀な病気で、アルツハイマー病全患者のせいぜい二〜三%に過ぎないと言われている。家族性アルツハイマー病のなかにはさらにごくわずかに遺伝性が確認されたアルツハイマー病があるが、アルツハイマー病の大部分を占める孤発性のアルツハイマー病は遺伝病ではない(図3-4参照)。となると、環境因子の研究の重要性が大きいことになる。だが、環境因子の研究は、遺伝因子の研究よりもずっと困難で研究者も少なく、古くからアルツハイマー病との関係が指摘されている環境因子のうち、アルミニウム、頭部外傷(ボクサー症)、たばこを除いて、発病機序に結びつく物質的な手がかりはまだ少なく、あとは不活発な生活など漠然としたものしかない。

喫煙は、第3章で述べたように、平山雄らによる、より信頼できる縦断(追跡)型疫学調査では危険因子である。

アルミニウムについては、神経毒性が以前から知られており(第3章)、最近その危険性が、ここまで述べてきた「βアミロイド蛋白説」によっても強められたので簡単にまとめておこう。アルミニウムは、地殻中に最も豊富な金属元素であるにもかかわらず、生物はほとんど体内に取り込まない。それもそのはずで、アルミニウムはもともと神経細胞ばかりか一般の細胞にとっても強い毒である(これを「細胞毒性」という)。天然の安定なアルミ化合物を取り込んでしまうような生物はすぐに絶滅したのであろう。アルミニウムは生体内でさまざまの重要な反応を調節しているカルシウムやマグネシウムが働く場所に作用してそれを妨げ、これまた重要な蛋白質の機能発現を調節する燐酸基(蛋白質のアミノ酸についた燐酸)に強く結びついて機能をおかしくし、遺伝子を複製したり、その遺伝子に基づく形質の発現に不可欠であるDNAやRN

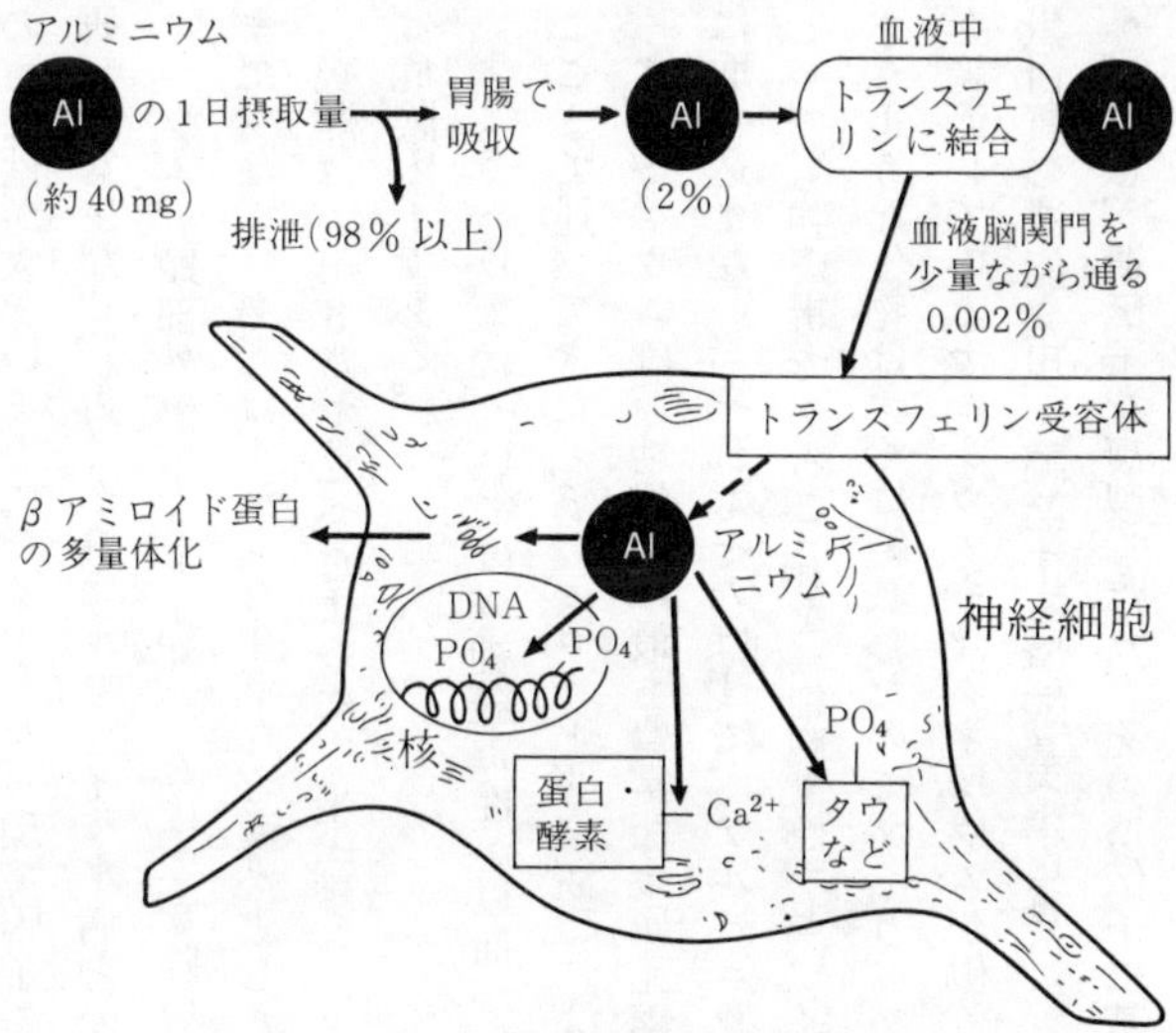

図 4-4　アルミニウムの神経細胞への侵入と毒性

アルミニウム(Al)は血液中の鉄輸送蛋白であるトランスフェリンの多くに鉄が結合していないのを幸い，トランスフェリンと結合して血液脳関門を通り抜けて脳内に侵入し，神経細胞表面のトランスフェリン受容体を介して神経細胞にも取り込まれてしまう．アルミニウムは細胞内のカルモデュリンなど，カルシウム(Ca^{2+})と結合して働く蛋白質や酵素と結合して，その働きを妨げ，また核内のDNAなどの燐酸基(PO_4)と堅く結合し，遺伝子の発現をおかしくする．さらに生体内の重要な機能調節をおこなっている蛋白質(タウ蛋白など)の燐酸化，脱燐酸化を阻害する．細胞内に蓄積されたアルミニウムは細胞死などの際に細胞外に放出され，βアミロイド蛋白と結合し，その多量体化を促進し，その神経毒性を強める．

Aの中の構造物である燐酸基にも結合して働けなくしてしまう(図4-4)。

一方、アルミニウムの神経毒性は、βアミロイド蛋白の毒性を確かめたのと同じような培養神経細胞を用いた実験によって、神経細胞死を起こすことからも明白であった。さらにシナプスに対する影響もわかった。私たちの研究室では、ラットの胎児の大脳皮質から神経細胞を取り出して、シャーレで培養し、膨大な数のシナプスを作らせることに成功した。これにより、脳の外で、生きている神経回路を作らせ、それを使って、実際の脳の中ではできない実験が自由自在にできるようになった。私たちは、おもに長期記憶のもとと考えられている新しいシナプスがどのようにできるのか、その分子メカニズムを解明するためにこの方法を使っているが、アルミニウムの脳のシナプスに対する神経毒性を簡便にテストすることもできる。さらに最近では〝環境ホルモン〟など脳への障害が疑われる化学物質の影響(第6章)も調べている。

培養したこの神経回路は少し興奮しやすくしてやると、自発的に興奮をはじめ、それがシャーレの中の多くの神経細胞に伝わり、まるで「わっしょい、わっしょい」とお祭り騒ぎのように「同期発火」を繰り返す。これはシナプス結合の数や機能を総合的に観察するのに良い。アルミニウムを与えると、この同期発火には、さまざまな異常が起こった。

こうなると、口から入った、どのようなアルミ化合物がどのくらい脳内に取り込まれるのかが問題になる。鉄などほかの金属イオンの体内への取り込みに関しては、これまでさまざまなデータがあった。しかし不運なことにアルミニウムだけは、適当な放射性の同位体がないために、体内への微量な取り込みを検出する実験が簡単にはできず、全く未知だった。

実際はアルツハイマー病の脳はもちろん、正常の脳内にもアルミニウムが蓄積しているにもかかわらず、取り込みデータがないので、「アルミニウムは正常な脳内には入らない。したがってアルツハイマー病とは関係がない」との主張もあった。しかし一九九〇年、湯本昌(元東京大学医学部)らが同位体^{26}A1を用いる方法によって、正常な脳でも、アルミニウムは微量ながら脳内に侵入し、しかも排出されにくいので蓄積していくことを示した(図4-5)。また、老人斑でもアルミニウムが沈着していること、神経原繊維変化にもアルミニウムが蓄積していることが明らかになった。なお最近の「βアミロイド蛋白説」では神経原繊維変化はアルツハイマー病の原因からは遠くなり、その一部の蛋白の凝集型の違いからアルミニウムの関与を否定する議論はさらに意味を失った。

また、論理的にアルミニウムのアルツハイマー病へのかかわりを否定する結論ではないが、「老人斑にはアルミニウムがない」という論文が一流誌に出たことがあった。しかし、この論文については、アルミニウムとアルツハイマー病とのかかわりを討議する、国際アルミ協会主

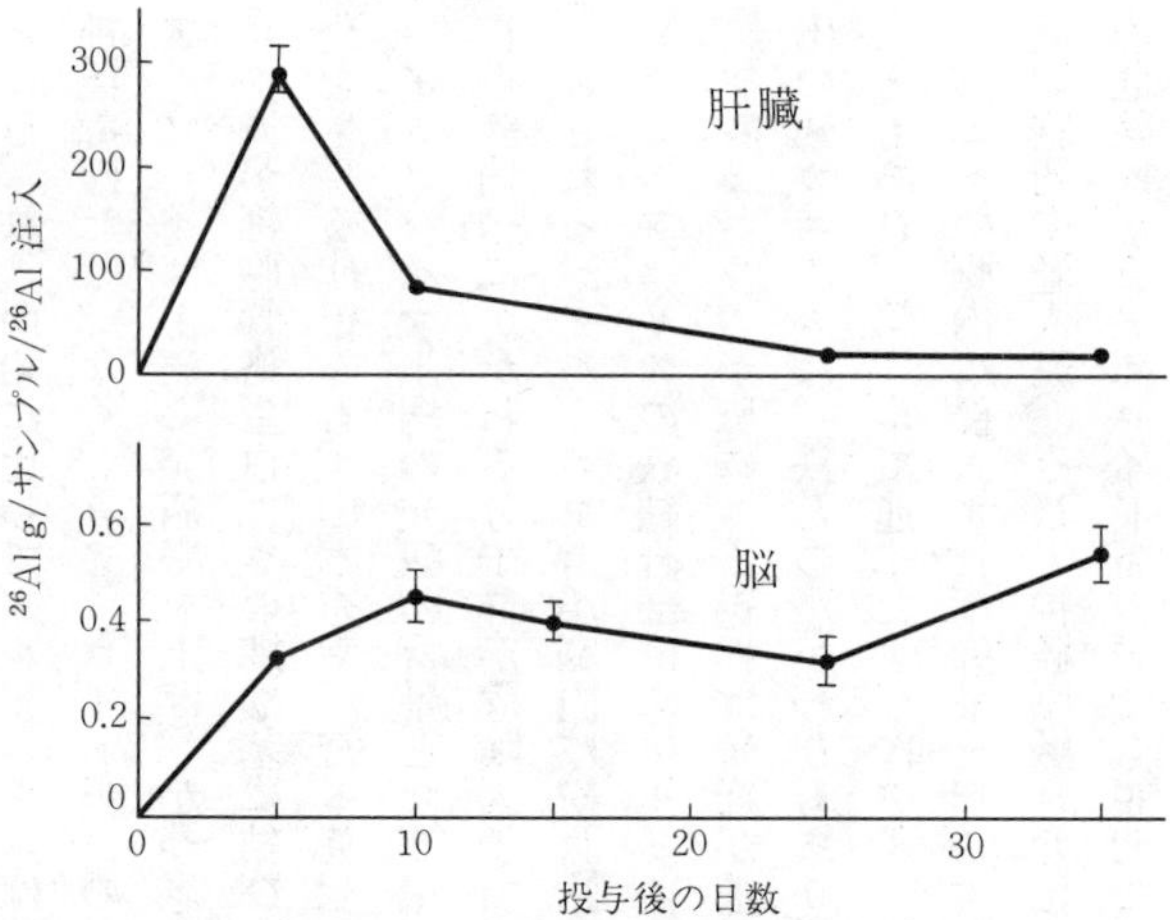

図 4-5　アルミニウムの脳内への移行と蓄積

アルミニウム 4.5 mg をラットの腹腔内に注入後，一定期間後のアルミニウムの蓄積量を質量加速器分析で調べた．脳内へは肝臓に比べて少ない量がゆっくりと入り，排出されにくいことがわかる(小川，湯本ほか，1990 より作図)．

催の「第三回アルミニウムと健康・国際会議」(一九九四年・米国)において専門家による追試から、その結論が実験の稚拙さによって誤っていたことが指摘された。この会議では、このほかにもアルツハイマー病とアルミニウムの関係を科学的に否定する、直接的な安全性を示す実験データは全く発表されなかった。

川原正博(東京都神経科学総合研究所)らはβアミロイド蛋白の毒性がその多量体化で生じることに注目し、各種金属イオンが、βアミロイド蛋白が会合して多量体化する過程にかかわっているのではないかと調べたところ、鉄・亜鉛に比してアルミニウムは著しく多量体化を促進した。アルミニウムは自体の神経毒性だけでなく、βアミロイド蛋白の毒性を強めることによっても神経細胞死を増加させ、アルツハイマー病の発病率を上げ、かつ老人斑形成も促進している可能性が示された。アルミニウムが細胞骨格蛋白タウの燐酸基に結びつき、脱燐酸化を妨げることによって神経原繊維変化を生じる仕組みも、山本秀幸、宮本英七(熊本大学医学部)らにより明らかにされた。

アルツハイマー病の発病の背景となる遺伝子として最近報告された、トランスフェリンをはじめ鉄輸送にかかわる分子群が危険因子であるらしいことも、鉄剤などによる治療例とともに注目される。アルミニウムが脳内に紛れ込むメカニズムは、脳内に本来は鉄イオンを輸送するトランスフェリンの鉄結合部位にアルミニウムがくっついてしまうためだからである。アルミニウムが脳に入る過程は研究が進んできているが、アルミニウムの脳内での蓄積と排出のメカニズムは、鉄とのかかわりもあり現在のところよくわかっていない。

ともあれ、第3章で述べたようにアルミニウムはアルツハイマー病の疫学上の危険因子であり、ヒトの脳内に侵入すれば痴呆を起こすことをはじめ、アルツハイマー病の脳で見られる神経細胞死や老人斑、そして神経原繊維変化を生じさせうるとする実験的証拠も多い。さらにその危険性がβアミロイド蛋白説でも説明できる。現在のところ、アルミニウムとアルツハイマー病の因果関係を示唆する実験データは、この程度である。

四　これからの原因研究

いままで述べてきた多因子性のアルツハイマー病の多様な病態もあり、未知の危険因子が発見される可能性も高い。現在のところ、さまざまな実験データが支持し、最も整合性の高い「βアミロイド蛋白説」にも、明らかにしなければならないことはまだ多い。そのポイントは、早発性で五〇歳前後、遅発性では六五歳を過ぎてから発病することを「βアミロイド蛋白説」では説明しにくいこと（孤発性のアルツハイマー病では、βアミロイドの単純な量的変化は見られない）で、「2ヒット説」など新しい考え方が必要である（二〇五ページ）。危険因子としてのアルミニウムについても、数十種以上ある身の回りのアルミ化合物について、体内への取り込み度、脳への移行度など、生体内での動態の研究が必要である。アルミ化合物自体の基礎化学がほかの金属に比べて複雑で、研究者が少ないことも気になる。

今後の研究は、次の三つの方向に集約されていくと思われる。

1　アルツハイマー脳内での神経細胞死の分子メカニズムの解明

βアミロイド蛋白がどのような分子メカニズムで神経細胞死を起こしているかが、焦点となるだろう。図4-3に「チャネル形成説」などを示したが、どのように細胞膜に入っていくのかなど、この説ですら、明らかにすべきことは多い。

これらβアミロイドの神経毒性学の進歩は、そのまま根源的治療薬の開発の基礎研究(第5章)に結びつく。また、分子生物学的視点からも、ほかのプリオン、ポリ・グルタミンの神経毒性の分子メカニズムの解明とともに、βシート構造など特殊な構造をもった蛋白と細胞膜との相互作用といった、新しい分野が二一世紀に向けてひらけている。

2　アルツハイマー病の分子疫学の発展

最も緊急に求められているのは、血中に存在している物質などで、アルツハイマー病の発病と相関するものを発見することである。前項の研究成果ともかかわるが、やはりβアミロイド蛋白に関係する生化学マーカーが最も可能性が高いであろう。ことに、発病前や初期の変化があるものを血中で見つければ、血液検査でアルツハイマー病の早期発見ができることになり、大きな朗報となる。

新たな遺伝子背景が見つかり、それがヒントとなって未知の環境因子が見つかることも期待される。パーキンソン病の原因物質が全く偶然に米国の「合成麻薬事件」で示唆されたように、鋭い洞察力で、可能性のあるものを探しつづける努力も重要であろう。

3　脳の老化研究の重点化

脳に限らず人間の老化研究そのものが、その複雑さもあり、よく整理されないまま進んできた感がある。原理的に個体レベルの老化研究を中心にすべきであるが、神経細胞だけは一生のあいだ一つの細胞が生き続けるので、脳の老化研究の焦点の一つである。「なぜ神経細胞が何十年も生きられるか」は、神経科学の古くからの謎でもある。

実験動物としては、アルツハイマー病を考えれば、サルが最良でマウスなどでは代替はきかない部分がある。筑波の霊長類医学実験センターなど、日本でもようやくサルを使った実験がおこなわれるようになったが、さらなる拡充が必要であろう。サルでは実験にかかる期間が長く、費用もかかるのが難点である。そこで鍋島陽一（大阪大学細胞生体工学センター）らがつくった早期老化症状を呈するマウスなど、新しいタイプのモデル老化動物を用いた研究から、個体レベルの老化のマーカーなどが解明されることを期待したい。

いずれにしろ「早期発見」と「予防・治療法の開発」を目指さなければならないアルツハイマー病の原因研究は、その社会的要請の強さからも「脳を守る」研究の一つの焦点として、重点的に人材・研究費を投入する必要がある。

◆第5章◆

アルツハイマー病は治せるか、防げるか

アルツハイマー病が完全に治ったという報告や論文は現在(一九九八年三月)のところないし、将来も楽観は許されない。死んだ神経細胞はもとへはもどらず、ある程度以上死んでしまえばシナプス再生による機能修復にも限度があり、症状がすすめば回復はほとんど不可能となっていくのだろう。したがって、医療として望みがあるのは、初期の軽い症状、もしくは中程度の症状のときしかない。そのため、第2章でも述べたように、アルツハイマー病の早期発見・早期治療の必要性が叫ばれ、実際にさまざまな試みがすでにおこなわれている。治療薬も、ようやく米国などで認可・使用されつつあり、リハビリテーションの工夫も各地で始まっている。

しかし、なによりもまず予防、すなわちアルツハイマー病にならないことが肝心である。この章では、治療の現状を紹介し、次に危険因子を避ける方法による予防法を挙げる。

一　アルツハイマー病の治療

1　早期発見・早期治療の必要性

記憶障害があるなど軽い痴呆症状の見られる人をアルツハイマー病の初期とするか、しないかの判断は学問的にもむずかしいことは第1章で述べた。しかしそのような人々の少なくともかなりの部分はそのままほうっておけばアルツハイマー病へと進行してゆく可能性がある。アルツハイマー病がどんどん進行してしまい、中期から末期になり日常の身の回りのこともできなくなってきたり、寝たきりになったりした場合には、治療は不可能と言わざるをえない。昔から「アルツハイマー病は悪くなるばかりで、治療法はない」とされていたのは、逆にこの状態に近い人々のみをアルツハイマー病（またはアルツハイマー型痴呆）と診断してきたためである。その意味では必ずしも誤ったことが言われていたわけではない。

しかしこれでは、「治療不可能になるほど進行したものは〝正確に〟アルツハイマー病と診断できる」、あるいは「〝正確に〟診断できるほど進行したアルツハイマー病は、もう手遅れで治療できない」ということになる。これは医学の理屈としては矛盾はないが、患者やその家族、そして私を含めた「アルツハイマー病予備軍」・「介護予備軍」の立場から見れば、たまったものではない。良心的な医師たちが、アルツハイマー病をなんとか早期に発見し、その段階での治療法を開発しようと努力しているゆえんである。

あとで詳しく述べるように（一四六ページ）、神戸の家族性アルツハイマー病患者Aさんは鉄剤による治療で症状が改善したことがわかり、正式に論文として発表された。また、将来アルツハイマー病になるものを多く含んでいると思われる、軽い初期症状の人びとの場合、ことに周辺症状は薬やリハビリテーションなどによって改善されることがしばしばあるのは、よく知られた事実である。

しかしながら、アルツハイマー病が、たとえ一部であろうと治療可能であるという考えは一般にあまり広まっていない。この背景には、「アルツハイマー病は進行性である」という、昔からある教科書的記述の影響で「そのような有効だった例の〝軽い〟症状の患者は本当にアルツハイマー病であったのか。たくさんの患者を試してみれば、そんなことはあまり起こらず推計学的に有意でなくなるのではないか」といった疑問が「専門家」であればあるほど浮かび、アルツハイマー病の根源的治療薬・治療法が現状ではないこともあり、「アルツハイマー病は治療可能」と言いにくかったという状況がある。硬直した頭で、「進行性であることがアルツハイマー病の定義（必要条件）」と考えてしまうと、症状が良くなったこと自体が「アルツハイマー病だったのではなく、別の病気を誤診していた証拠」になってしまうからである。第2章で詳しく触れたような、軽い段階での臨床診断の困難さもあり、なかなか一つ一つの治療、改善例が正式の論文としては受け入れられにくい事情がある。

この意味でも、鉄剤などで短期間で家族性アルツハイマー病の症状が改善したという報告はたった一例であったにしろ重要である。英国の一流医学雑誌『ランセット』に掲載された理由は、なによりも遺伝子診断によって遺伝性のアルツハイマー病であることが確定しており、「もともとアルツハイマー病ではなかったのではないか」という疑問を免れられたからである。この報告のもう一つの重要さは、たとえ優性遺伝する早発性の〝真正の〟アルツハイマー病でも、症状は発病直後は可逆的で、必ずしも一方的にどんどん悪くなるとは限らない、すなわち「一〇〇％進行性でない」ことを示していることにある。すなわち、この場合は遺伝子が原因ではあるが、運命づけられて病状が悪化・進行し、手のつけようもない、いわゆる〝不治の病〟ではなかった。

一般の孤発性アルツハイマー病でも、すでに認可されているアセチルコリン系の治療薬やアルミニウムのキレート剤などによる治療例も報告されており、鉄剤も少なくとも一部の患者には有効だったという話もある。ともかく、頭ごなしに「進行性で治療法がない」とは、もはや言えないし、そう言うことは、「アルツハイマー病予備軍」・「介護予備軍」の立場からは、「治療を試みる努力をしていない口実」に見えてしまう。

残る問題は、軽い症状のときに、初期のアルツハイマー病をどう診断し分け、治療を開始するかである。客観性の高い生化学マーカーの開発が切望されるが、それが出てきていない現在は、確実にアルツハイマー病以外の病気と思われるものを慎重に除いた後、〝灰色ゾーン〟のものは、病名をどうつけるかは医師の判断によるにしろ、ともかくさまざまな治療法を試みる努力を続けるしかないと思われる。

つまり、アルツハイマー病をめぐる早期発見・早期治療では、今のところ、必ずアルツハイマー病になるという人を完全に診断し分けることは困難なので、ともかく、少し症状が出てきたという〝灰色ゾーン〟の段階で、「アルツハイマー病になる可能性をもつ人々」として治療の対象とするしかない、と言える。

2　薬による治療

表1-1に示したように、アルツハイマー病以外の痴呆も、原因によっては治療可能のもの

も多い。また一般に、比較的軽いものでは、その症状は変動し、一方的に悪くなるといったものではないことがよく知られている。すなわち、本当の痴呆へ進む中核症状のほかに、良くなったり悪くなったりする周辺症状が重なっている。こういった周辺症状は薬によって回復することが多く、実際に、鬱症状に抗鬱薬など、さまざまな対症療法が試みられている。ただ、正式な〝抗痴呆薬〟は、日本では現在認可されておらず、脳内の血液循環を改善する薬、脳代謝改善薬などが使われている。

脳代謝改善薬などにはいろいろあり、どちらかといえばあまり効き目もないが、しかし副作用もあまりないものが多い。それらは「症状が少しでも良くなれば」というタイプの薬で、アルツハイマー病だけではなく、脳機能一般の低下への対症療法の一つである。

もちろん鬱症状には抗鬱薬が効くが、高齢者への処方は、薬の吸収性とか効力がただでさえ個人差があるうえに、前述した老化度の差も加わり、〝サジ加減〟が特に重要となる。どのような薬をどのように処方するかについて老人に気遣うことが少なすぎる現状である。それをいいことに、保険の点数になり病院収入が増える、徘徊しなくなるので手間がかからないなどとして、向精神薬、抗鬱薬などが多量に投与されたりしている。ぼんやりしたままのお年寄りが、いわゆる〝老人病院〟で多く見られる理由の一端がここにある。

3 治療薬の開発史

アルツハイマー病の治療薬の開発は昔から考えられており、この病気の原因をめぐる仮説にあわせ、さまざまな試みがあった。そのなかで一九八〇年前後から始まった、「アセチルコリン仮説」による新薬の開発には、世界中の大小の製薬会社が飛びついた。

アセチルコリンというのは、神経細胞と神経細胞のあいだを結ぶシナプスにおいて情報を伝える神経伝達物質の代表的なもので、その当時、アルツハイマー病では、脳の中のアセチルコリンが働いている大脳基底核という部分の神経細胞がやられていることがわかり、一躍アセチルコリンが注目された。

その第一の理由は、アルツハイマー病と同じように脳の老化にともなって増えるパーキンソン病では、脳の「黒質」とよばれる場所の神経細胞がやられ、そこで働いている神経伝達物質の一種であるドーパミンという物質が不足しており、これをLードーパなどの薬で補充すると、症状が良くなることがわかっていたためである。そのため、すぐに「それではアルツハイマー病でもアセチルコリンが不足しているのかもしれず、それを補充するようなものがアルツハイマー病の治療薬になるのではないか」と考えられたのである。

アセチルコリンは昔からよく研究されている化学物質で、それを脳内でつくる酵素、壊す酵素、それが結合して情報を伝えるアセチルコリン受容体という蛋白質などについても詳細に知られている。製薬会社でも、このようなものに働く薬についてはすでに経験があったこともあり、開発競争がいっせいに始まった。しかし、どうやってアルツハイマー病に効く薬を選びだすか、というスクリーニングの問題など困難な点が多く、なかなか効きそうなものが見つからなかった。そのうち、アルツハイマー病の脳の中ではアセチルコリンだけでなくほかの神経伝達物質も軒並み減っているなど、アセチルコリン仮説の根拠が弱いことがわかり、この仮説はアルツハイマー病研究の〝最先端〟からは消えてしまった。近年の医学・生物学の分野の研究では、アルツハイマー病に限らず、このような仮説や〝はやり〟が、ちゃんとした結論が出ないまま現れては消え、次のものに入れ替わるということが多い軽薄な面がある。

その当時、ある雑誌の座談会を頼まれた私は、仕事の都合で出られなくなり、誌上参加となった。残りの二人の〝座談〟が送られてきてびっくりしたのは、日本の医学関係の座談会では珍しく二人が大喧嘩をしていたのである。Aというアルツハイマー病基礎研究者はアセチルコリン仮説がいかに根拠のないものかを述べたて、そのような〝誤った〟仮説で薬を開発することの〝愚〟を説いた。一方Bというアセチルコリン系の薬の開発の指導をおこなっている研究者は、おそらく顔面蒼白だったと思うほど必死で反論し、編集者は予期せぬことに困り、「何とかまとめて下さい」とコメントをつけてきた。仕方がないので「確かに現在の知識でアセチルコリン仮説は根拠がないが、薬の開発というのは理由はともかく〝効く薬〟ができればよいので、本当にアセチルコリン系の薬が効くか効かぬかやってみて結果をみてみることのほうに私は興味がある」と書いたことを覚えている。早い話、どこやらの政治家の言と聞いているが、成功すれば「理屈はあとからついてくる」、である。このアセチルコリン系の薬が世界初の抗痴呆薬として、アメリカで認可されたのだから皮肉なものである。もちろん根源的に治すのではなく、症状を改善する対症療法であることは当然で、次に説明する。

4　治療薬の現状

アルツハイマー病を本当に治してしまう根源的治療薬のない現在、ここでは、アルツハイマー病の(おそらく対症)治療薬として試され有効だったという論文があるものを広くとりあげてみる。「アルツハイマー病の専門家」のなかにも、発病が本当に遅れたのかわからないもの、症例が少なく効果が確定していないものを一般書にとりあげることに反対だという考え方もある。しかしこの本は、「患者予備軍」や「介護予備軍」の立場で、早期発見・早期治療を目指し、発病を遅らせるためにできることは何でもしよう、少なくとも脳代謝改善薬ぐらいで積極的な治療をせずにほうっておかれるよりは良い、という考えにもとづいて書かれている。科学的な厳密さという尺度に照らせば、アルツハイマー病の危険因子については厳しく(すなわち、少しでも危なければ言及する)、治療の可能性については寛大な立場をとっている(少しでも効きそうならば言及する)ことを承知で、読んでいただきたい。

(1) アセチルコリン系の薬

一九九八年現在、アルツハイマー病に効くとして認可された抗痴呆薬は、世界で二つあり、実は両方ともアセチルコリン系の薬で、脳内のアセチルコリンを分解する酵素の働きを抑えて痴呆の脳で不足しがちなアセチルコリンを補充する目的でつくられたものである。しかし、脳はすばらしく〝超〟複雑に何万という化学物質がおのおのその役割を演じている化学機械なので(第6章)、アセチルコリンを増やす働きが強い物質でも、それだけでなく他の化学物質に働いてしまうことが多い。脳に限らず、ヒトに使われているどんな薬でもなんらかの副作用が避けられない理由である。脳に入れて治療効果を得ようとすることはとくにむずかしく、承認されたタクリンやアリセプトという薬はたいへんな試行錯誤を繰り返して、何百、何千という候補のなかから動物実験を経て「脳に入って効き、強い副作用はなさそう」ということで選ばれたものである。

最初、米国では実際の患者さんを対象に、タクリンを投与した人たちと、比較のために小麦粉のような何の効果もない偽薬(プラセーボ)などを投与した人たちをバラバラにつくり、そのどちらを投与したかを知らない医師が効果を観察する(二重盲目試験)方法で、本当にヒトに効くかどうかをテストする、いわゆる第三段階の臨床試験をおこなった。しかしながら結果はある試験では効くと出て、別の試験では効かないと出、さんざん問題になり、大もめに揉めた。

よく調べてみると、臨床試験の結果が違う原因の一つに、アルツハイマー病患者のなかにこの薬が効く人(レスポンダー)と効かない人(ノン・レスポンダー)が、半分ずつくらいいるためらしいことがわかった。そこで「効く人」だけをあらかじめテストで選んだのち、その人たちだけを対象にして、薬の投与の有無で長期間の効果をみたところ、有効性がわかった。結局、一九九三年、米国食品医薬品局はタクリンを世界最初の抗痴呆薬として認可した。

タクリンには副作用として、強い肝臓障害があり、長期に投与するには向いていない。その欠点が少ないのが、日本で開発されたドネペジル（エーザイ「アリセプト」）で、日本での臨床試験が遅れているうちに、米国、ついで一九九七年には英国で認可された。

繰り返し触れてきたように、アルツハイマー病はさまざまな原因で起こる多因子性の病気で、そのため病状にも多様性があることを考えれば、ある薬が効く人・効かない人がいるのは、当然のことかもしれない。また降圧剤、抗鬱薬などほかの薬でも、患者ごとに効く薬が違うので、それを的確に見抜いて処方するのが名医とされている。アルツハイマー病の多因子性・多様性の問題はこのように抗痴呆薬の開発からも示唆されたわけである。アルツハイマー病の治療薬に対する効果の多様性についての最近の報告では、たとえばアポリポ蛋白E4遺伝子をもたない八五%のアルツハイマー病患者にタクリンは効いて症状の改善がみられ、アポリポ蛋白E4遺伝子を二つもっている患者にはほとんど効かず悪化していったという話もある。

また、抗エイズ薬の場合もそうであるが、米国では、薬の副作用などについて完璧ではなくても「何もないよりはまし」（Better than nothing）という考えが強く、新薬が認可されやすいという事情がある。すなわち、薬がないままでは病状がどんどん悪くなり死に至ることがわかっている病気の場合、副作用があろうが効き目が悪かろうが、少しでも効果があるのなら薬として認可したほうがよい、と考えるのである。また、アルツハイマー病の克服については、レーガン元大統領の話だけでなく米国民のあいだでよく知られ、抗痴呆薬の臨床試験が最重要課題とされ、患者や家族の了承が得られやすいことも背景にあるだろう。日本での臨床試験システムと社会の理解はさまざまな面で遅れている。

(2) 鉄　剤

アルツハイマー病、しかも遺伝性のアルツハイマー病と確定した患者さんに治療効果があり、症状を改善し発症を少なくとも二年遅らせたという報告は今川正樹(兵庫県立尼崎病院)によって一九九二年におこなわれた。この女性の患者Aさんの姉がまず日本で珍しい遺伝性のアルツハイマー病にかかっていることがわかり、Aさん自身も21番染色体に突然変異をもっていることが辻省次(新潟大学医学部)によって証明され、発病が心配されていた。

治療法は、よく使われる脳代謝改善薬(コエンザイムQ_{10}とビタミンB_6)のほかに、クエン酸第一鉄を入れたのが特徴で、この三種の薬を毎日二年間にわたって飲み続けた。Aさんはバイクに乗って買い物に行けるほど回復し、姉さんのほうも症状の悪化、進行がなくなった。また薬をやめるとその休薬期には症状が悪くなり、また飲むと良くなった(図5-1)。この例は家族性アルツハイマー病で、遺伝子レベルでの診断は確定していると考えられたので英国の医学雑誌

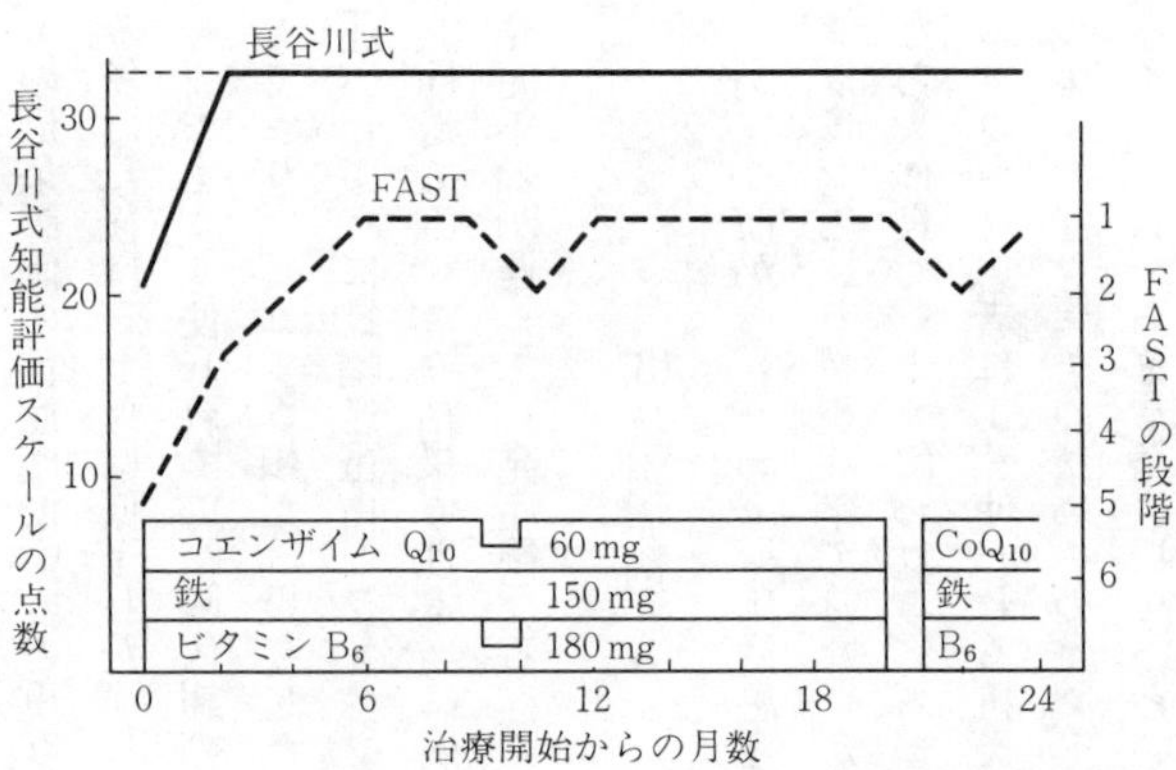

図 5-1　鉄剤によるアルツハイマー病患者の治療例
（今川ほか，1992 より）

『ランセット』に発表できた。その後も、鉄剤などを飲み始めてから約五年間、自発的に身の回りのことをしたり同じ病気の姉の看病をしていて、長谷川式や**FAST**などのテストの成績もよくアルツハイマー病とは決していえないほどに回復していた。

しかし、約五年後**A**さんに阪神淡路大震災が襲い、しかも姉の死が続いた。地震後の混乱で、二カ月ほど病院へ行けず薬をもらえなくなった**A**さんは、姉の死による精神的ショックも大きかったのであろう、症状が大きく悪化した。そして最近また薬によってか、少し良くなっているという。

今川の報告によれば、ほかの孤発性アルツハイマー病と診断されている例でも改善例はかなりあるらしい。一九人のアルツハイマー病例はアメリカの痴呆評価の重症度で中度と重度を合わせた数が全体の八九％あったものが、薬を八週間飲み続けた後は三七％に低下した。ビタミン類の大量投与は、脳内ミトコンドリアの活性化など、今までもよく使われていた脳代謝の改善を目指した対症療法であるが、新しい方法では鉄を加えており、ビタミン類だけ投与した場合よりはるかに良い結果が出ている。鉄剤は、第4章で述べたように鉄輸送蛋白トランスフェリンなどを介してアルミニウムの代謝に関係している可能性もある。この結果では本当に病気が進行してしまった人の例は効果がなく、除いてあり、発症年齢が遅くて、発症後なるべく早くこの治療をした人のほうが効果が大きいらしい。

(3) 抗炎症剤

かなり前から、ハンセン氏病患者にアルツハイマー病が少なく、その原因は長年飲んでいるダプリンという抗炎症剤ではないかという説は日本でもあった。ある人に言わせれば抗炎症剤なら大体良く、よく使われるアスピリンでも効く場合があるそうである。

リウマチ患者によく使われる抗炎症剤に、インドメサチンなど非ステロイド系の薬物がある。カナダでリウマチのためこのインドメサチンを対症療法で長い年月飲み続けている人にアルツハイマー病があまり発病しないという疫学調査の結果が出た。もう一つの調査ではアルツハイマー病になった人を調べると、確かにリウマチ患者やインドメサチンなどの抗炎症剤を飲んでいる人の割合は一般より少なく、この場合はインドメサチンがアルツハイマー病の予防に良いのではないかという結果であった。インドメサチンそのものにはあまり悪い副作用がないので治療効果があるかどうか介入調査がおこなわれた。アルツハイマー病の患者の半分に、毎日インドメサチンを飲ませて、残りの半分には飲ませないようにしておいたところ、大きな差ではないが、インドメサチンを飲んだ人のほうは病気の進行がなく、飲む前と変わらなかったのに、飲まなかった人はより痴呆が進んでしまったといわれている。火のない所に煙は立たずではないが、アルツハイマー病の脳の中では炎症反応に似た過程も起こっていて病気の進行に関係している可能性もあり、もっと詳しく検討すべきである。

(4) ビタミンE剤

脳の老化にかかわる重要な神経毒性をもつ物質として、活性酸素などのフリー・ラジカルがある。これらが神経細胞死を引き起こしている証拠も多い。

ビタミンEは、このフリー・ラジカルの消去にも働いている重要なビタミンで、フリー・ラジカルの掃除屋(スカベンジャー)のうちでも天然に存在し、体内でもともと働いていたものである。

この場合かなり重い(中期の)アルツハイマー病患者に、通常の一日必要量(一二～一五ミリグラムぐらい)より多い量のビタミンEを毎日飲ませて、偽薬(プラセーボ)を飲んだ人たちと比較した調査で、症状の悪化が防げたという報告がある。

しかし、ビタミンEはビタミンCなどと違って脂溶性のビタミンで体外へ排出されにくく、大量に飲み続けると体内に蓄積し、発疹・胃部不快感・下痢・便秘・脱力感など副作用を起こすので注意が必要である。ビタミンEはまた脂溶性のため玄米の胚芽やウナギ、ゴマなどの植物油に多く含まれている。日本の古くからの食事であれば、特別に気にかけなくても、偏食さえしなければ一日の必要量は自然にとれていたビタミンで、あまり注目されていなかった。しかし今日では、ファスト・フード店で食事をすます若者や単身赴任者は、栄養が偏ることが多く、ビタミンEが不足するかもしれない。

一方、広範な環境汚染を起こしている大部分の人工化学物質のほとんども脂溶性で、玄米の胚芽などにはかえって一番濃縮されやすく、ビタミンEをとろうとして、無理にこのような食品を多くとることは別の危険を招く可能性があると言わざるをえない。「無農薬米」として売られている玄米でさえ、その胚芽にどれだけ有害物質が混入しているかは私たちにはわからない。かえって白米のほうが比較的安全だという考え方もありうる。

還元作用のあるビタミンCも、このフリー・ラジカルの毒性を消すのに効果があるといわれているが、アルツハイマー病に関しては、はっきりとしたデータはないようである。ビタミンCのような水溶性ビタミンは、尿に出てしまうので蓄積は心配しなくてよい。

(5) アルミニウム・キレート剤

アルツハイマー病の危険因子としてのアルミニウムについては第3章で述べた。アルミニウムが脳内に蓄積していくことは、アルツハイマー病との関係はともかくとしても、神経毒性物質が増加していくことになるので、脳に障害を与えることになる。カナダでは、アルミニウムを体外に出しやすくするために、アルミニウムを取り囲む薬(アルミニウムのキレート剤)を治療に使う試みがすでにおこなわれている。たとえば、デフェロサミンという薬を二年間使用したところ、痴呆症状の改善がみられ知能低下を遅らせることができた。これも、鉄剤とともに、どのくらいの範囲で効果があるか追試が必要である。

(6) 女性ホルモン剤

第3章で、同年齢でも女性のほうが少しアルツハイマー病になりやすいという疫学調査があることを述べた。女性のアルツハイマー病患者が増えてくるのは閉経後なので、女性ホルモンであるエストロゲンの分泌が少なくなったことが関係している可能性が考えられた。もともと更年期障害でも鬱病などの精神症状が出ることが多いので、その方面からも、足りなくなったエストロゲンを与えたところ、痴呆症状が良くなったという報告が、女性患者を中心にある。しかし発ガン性も報告されているので、注意が必要である。

(7) DHAなど

群馬大学でDHA(ドコサヘキサエン酸。魚類に多く含まれている脂肪酸)をアルツハイマー病患者に投与したところ、症状の改善がみられたという報告がある。もっと対象人数を増やした調査が必要であるが、イワシ・アジ・サンマなど日頃手に入りやすく、比較的安い魚に多く含まれるので積極的にとってもよいものである。卵などのレシチンもアセチルコリンの補充に効くというデータがある。イチョウ葉エキスが良いという話が米国医学会誌に出た。漢方薬を使った痴呆の治療も試みが始まっている。

5　根源的治療薬の可能性

現在、欧米で使われはじめたアセチルコリン系のアルツハイマー病治療薬が対症療法であることはすでに述べた。それでは、アルツハイマー病を根源的に治すことはできるのだろうか。アルツハイマー病の治療薬には、さまざまな可能なタイプが考えられる。一般には、対症療法として、症状を一時的にしろ改善するものが多いが、近い将来、進行を止めるもの、根源的に治療するもの、さらに予防する薬も、全く可能性がないとは言い切れない。第4章で述べたとおり、アルツハイマー病のおもな原因は、βアミロイド蛋白のもつ神経毒性が老化にともなって顕在化したものと考えられるようになった。ここ数年、すでにこの「βアミロイド蛋白の神経毒性から神経細胞を守る」治療薬の開発が始まっている。米国のベンチャー企業をはじめ競争の激しい分野で、企業秘密もあり表面に出てきている情報は乏しいが、水面下でのさまざまな試みがおこなわれている模様だ。

可能性としては、

①βアミロイド蛋白の脳内での産生や分泌そのものを抑えるか低減させる

②βアミロイド蛋白の神経毒性は、多量体化することによって生じてくるらしいので、多量体化を抑える

③βアミロイド蛋白が老化にともない分解されにくくなっている可能性もあるので、分解されやすくする

④βアミロイド蛋白がチャネルをつくるなど神経毒性の分子メカニズムを考え、チャネルをつくらせないなど毒性を発揮させないようにする

などがあり、どれが実際に可能なのか、どのようなアプローチで最も有効な抗痴呆薬となるのか、ここ数年の研究の成果が待たれる。いうまでもないが、いずれも「アルツハイマー病の本当の原因は何か」という問題に直接かかわっている。逆に言うと、このようなアプローチで開発された「βアミロイド蛋白系治療薬」の有効性が確かめられれば、実際に「βアミロイド蛋白の多量体化にともなう神経毒性が原因でシナプス脱落や神経細胞死が起こり、アルツハイマー病になる」というβアミロイド蛋白説が証明されるわけである。

また、βアミロイド蛋白説ですでに多因子性・多様性がはっきりしてきたアルツハイマー病患者のうち、どれくらいの人の病状が説明できるかということは、このような「βアミロイド

系治療薬」が全患者のどれくらいの割合の人々に有効だったかで判明する。いずれの意味でも、真の原因研究と治療薬の開発はまさに表裏一体であり、いわゆる「アルツハイマー病の専門家」だけでなく分子・細胞レベルの神経生物学・神経毒性学・蛋白やペプチドの物理化学や生化学の専門家も入って、幅広い分野の研究者の英知を集めて研究をおこなう必要がある。日本の脳研究の振興に尽力している伊藤正男（理化学研究所・脳科学総合研究センター）が述べているように、脳研究、ことに総合的なアルツハイマー病研究が立ち遅れると、「今に米国から高いアルツハイマー病治療薬を買わされる羽目になる」可能性が高い。

6　症状の多様性と治療薬

欧米では、もともとアルツハイマーが発見した早発性のアルツハイマー病と、遅発性のアルツハイマー型老年痴呆は、発症のメカニズムが同じと考えられているので、「アルツハイマー病」と統一してよばれている。ところが、日本では両者を分ける研究者が今でもかなりいて、「アルツハイマー型痴呆」という診断名も使われているため、紛らわしい。たしかに、原因の多因子性や症状などの多様性を見ていると、あっさりと狭義の「アルツハイマー病」と「アルツハイマー型痴呆」とを一つの病気とみてよいのか、という意見ももっともな面がある。

アルツハイマー病の多因子性のために、シナプスの脱落や神経細胞死が最初に起こる場所が個人個人で異なるのが症状の多様性の理由であろう。すなわち脳の機能局在性のゆえに、最初にやられる場所が少しずつ異なると、現れる症状がそれにともなって違ってくるのは当然である。しかし記憶にかかわる場所は、恐らくβアミロイド蛋白の神経毒性で一般にやられやすく、神経細胞死につれてやられる機能も同じように障害されるので、多くの人々にアルツハイマー病の中核症状、記憶障害からはじまる痴呆症状として現れるのである。これに、おそらく脳の各部分(部品)の老化しやすい場所と、どれだけ早く老化するかが加わり、一見、周辺症状が多様に見えるのであろう。

また、アルツハイマー病には記憶を司っている脳の部分の老化にともなったシナプスの脱落や神経細胞死という基本パターンはあるが、それを起こす原因や発症メカニズムについてはβアミロイド蛋白説以外にもさまざまな説があり、したがって症状も多様だし、病理像も多様、治療薬の効き方にも違いがあるという可能性もある。もちろん初めに述べたようにアルツハイマー病の中心となる症状には記憶障害や見当識障害があり、これを核とした「アルツハイマー症候群」というのが現在のところ、妥当な表現かもしれない。

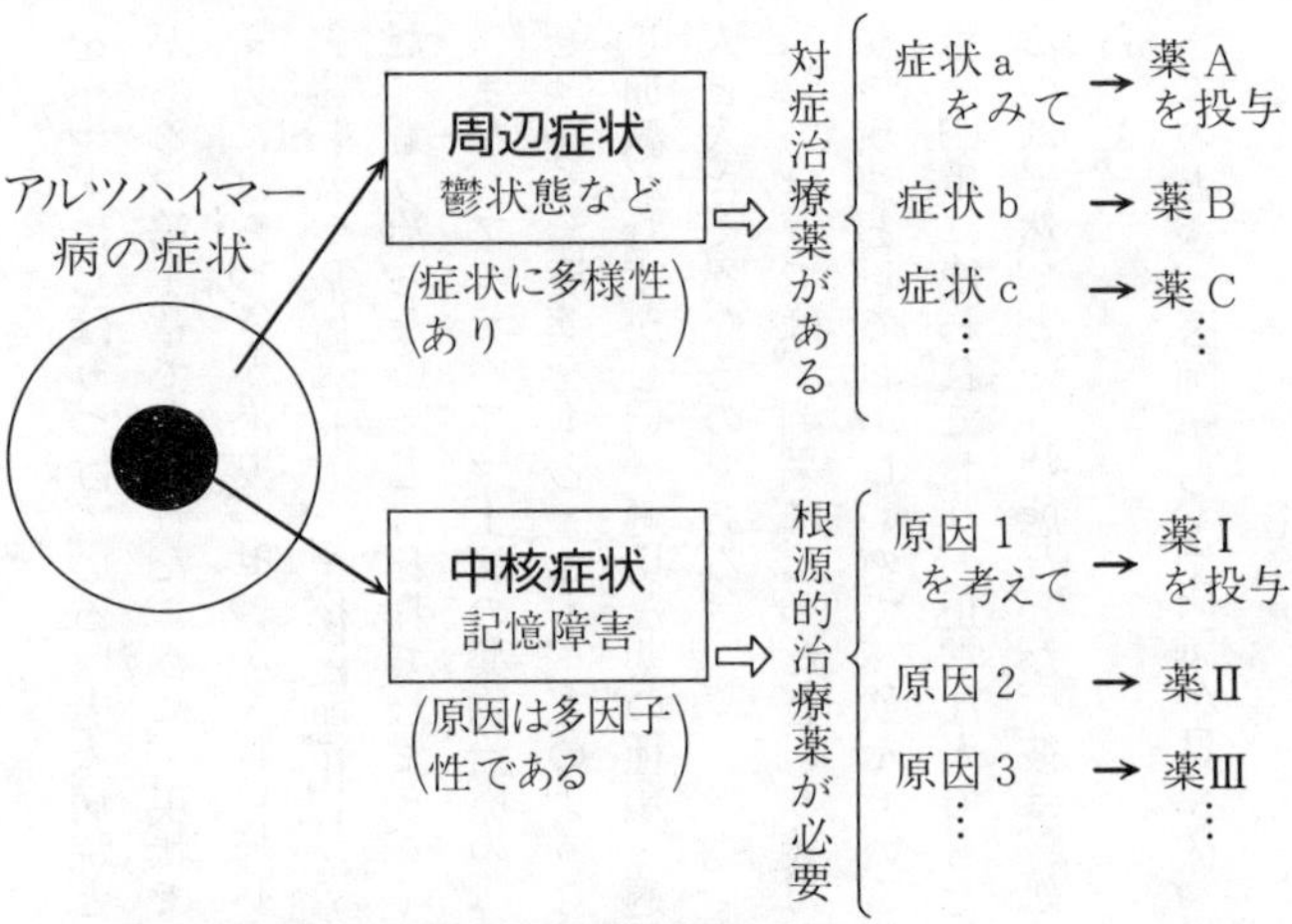

図 5-2　アルツハイマー病の治療薬の考え方
対症治療薬にせよ，根源的治療薬にせよ，一つの薬がすべての患者に効くわけではなく，薬の効く人と効かない人がいるであろうことに注意．一部の患者に効くことで薬として可とするべきであろう．

このようなことを考えると、アルツハイマー病の予防・治療法というのはどれか一つが絶対的に正しくそれで十分であるということはあまりないことが予想できる。それぞれ異なった要因の組み合わせでなる患者がいるのであるから、予防法や治療法でもいくつかの方法を組み合わせることが有効であるというのは、妥当な考え方であろう(図5－2)。

治療の項を終えるにあたって、アルツハイマー病の治療現場の現状の問題点に触れないわけにはいかない。いまだに一部に続いているといわれている「徘徊を防ぐために痴呆患者をベッドにしばりつけている」老人病院といったレベルの話は論外としても、さまざまな問題がある。第1章でも触れたように、現状では医師のあいだに診断基準やアルツハイマー病の考え方にばらつきがあり、せっかく軽い症状のうちに病院に連れて行っても、「ただのもうろく」と言われて放置され、二年後に悪化してからまた連れて行くと、「典型的なアルツハイマー病だ。もう治らない」と言われてしまうタイプの場合には、最も注意する必要がある。

また、アルツハイマー病の薬物治療の〝標準〟などはないので、周辺症状を改善するためにせっかく治療薬をもらっても、どのような薬をどれだけ飲ませればよいかは個人差があり、さじ加減がむずかしい。適切な薬の種類・適量が一人一人違うし、高齢者は、薬の効き目が若い人と大きく異なるのである。

悪いほうでは、痴呆になったという義母をひきとった、脳の薬の専門家の話がある。毎日、うつうつとしておかしいので、飲んでいる薬を調べたところ、七種類もあった。向精神薬が三重、四重に使われており、正常な人でもそれだけ飲めば、それぞれの薬の副作用でおかしくなるのは当然、という状態だった。彼は、処方した医師に頼んで、一つずつ薬をやめていってもらった。

このとき、医師から、「病気が良くなってきたから薬を減らします」と義母に対して言ってもらったところ、最初の数カ月は少し混乱があったが(一般に向精神薬・抗鬱薬などは、やめるのがいちばんむずかしい)、のちには表情も活発になり、痴呆症状も改善したという。これはいわゆる「薬源性の痴呆」とでもいうべきもので、注意すべきである。

ともかく(アルツハイマー病の場合に限らないが)、「何のために何という薬が処方されているか」については、医師にはっきり聞く必要がある。怒ったり、教えてくれなかったりするようなら、少なくとも良い医者とはいえない。「医者と弁護士だけは良い人を選べ」というのは、確かな人生訓である。残念ながら、良い医者は意識的に探さねばならない。医者にもピンからキリまであるというのが現実である。

医者の側に言わせれば、病院経営上の理由から、保険の点数をかせぎやすい薬の投与を増やさざるをえない。たくさんの患者をこなさなければならないので、いちいち細かく説明している暇はない。忙しさのあまり、日進月歩の診断法や治療薬についての新しい知識を勉強することもできない、ということになる。国レベルの〝行政〟改革でも、予算や組織をただ削減すればよいわけではなく、医療や福祉にかかわる施設・組織や支出はかえって増やす必要がある。古いやり方、組織が破綻をきたしているのは、経済や官僚組織だけでなく、医療や介護・福祉面では事態はより深刻である。

なお医薬品の適正使用に関しては、その基本にはどのような患者にどんな薬を、どのくらい使うか、どんな副作用が出やすいかという臨床薬理学の情報を世界的レベルでできる限り集め、すぐに検索できることが不可欠である。別府宏圀(医薬品・治療研究会)によれば、このための情報システムとして、一九九二年、英国政府により国民保険サービスの質的向上を目指して、オックスフォード大学にコクラン・センターが開設され、最近、ヨーロッパ諸国、カナダ、米国など、国際ネットワークが作りあげられつつある。

7 リハビリテーションと脳の機能の維持・回復

一度失われた機能を元に戻す機能回復をリハビリテーションという。あまり強調されないがヒトの脳にも実はかなり大きな自然治癒力がある。脳には、ある神経細胞が死んでも、ほかの神経細胞が代わりをする強い代償機能があるといわれている。よく本に紹介されているが「私たちは脳の中の神経細胞の一〇%しか使っていない」という説がある。本当かどうかはあまりきちんとした証拠はないが、なんとなくそんなものかもしれないと思わす、もっともらしい説である。九〇%かどうかは別として、使っていない残りは何をしているのか、無駄なのかというと、それはほかの働いていた神経細胞が死んだときに代わりをするためにある、予備、スペアなのだという考えである。

たしかに、脳卒中などで脳に障害が起こったとき、適切にリハビリをおこなえば多くの場合回復がみられるのは、まずこの代償機能のためであろう。「この説もさもありなん」と私も思うのは、かなり大きな障害が脳にあっても、ことに子どものときからの場合は(使っていない部分がフルに働いて)外見的には正常で何のトラブルもない場合があるためである。一番有名なのは、米国で数学賞をとった青年の脳が実は重い発達異常でごく薄い神経細胞の層しかなかったという例である。少なくなってしまった神経細胞群をフルに使った例といえよう。

ヒトの脳の特徴は、柔軟な脳・融通のきく脳が、成人に達しても、またそののちずっと歳をとっても残っている点にある。ネコなどでの動物実験では「ものの見え方」の融通性は、生後数週間の感受性期に限られている。もちろんヒトの脳も若い頃のほうが融通性は高く、記憶力も良いのは、私たちも実感することだが、それにしても歳をとっても必ずしもこの柔軟さが全くなくなってしまうわけではない。ヒトは八〇歳でも九〇歳でも記憶力はあり、新しいシナプス形成など再生能力もあるらしい。

事実、アルツハイマー病の末期に近いヒトでも、死後の脳を調べると、見つかる蛋白質には、胎児によく見られるものがかなり多いことがあげられる。アルツハイマー病の脳では神経細胞は脱落が激しいが、脳のほうも必死で神経回路を維持し機能回復をしようと、盛んにシナプスの再生をおこなおうとしているらしい。シナプスの再生は、胎児からの発生の段階を再び繰り返すことなので、胎児のときの生化学過程も繰り返している。したがって、胎児のころに見られる蛋白質がたくさん見つかるわけである。

胎児からの脳の発達を再びおこなっているとすると、リハビリの効果がすぐに出にくいのは当然といえる。シナプス再生といっても、正しいもとのシナプス結合が回復したわけではなく、回復のための下地、幼児のときのような白紙に近い脳に戻ったにすぎず、神経細胞のつくる回路の機能はなくなったままなのである。このことから考えると、極端に言うと子どもが初めて行動や言葉を覚えていくような訓練と刺激で、また新しい神経回路をつくりあげる過程をやりなおす、すなわち機能的再構築を少なくとも部分的におこなわなければならないことになる。

〝恍惚の人〟になってしまった場合はだめかもしれないが、脳の中が一部そのような状態なのかもしれないと考えれば、数ヵ月のリハビリで諦めてはならないという気になるかもしれない。

脳の機能局在を何度か述べてきたが、実は脳の各部にはそれぞれかなり密な連絡がある。一部がだめでもほかから刺激することはできる。このように失われた機能だけの回復を目指し、その訓練だけをおこなうより、もっと全体的にいろいろな行動、刺激をおこなったほうが、回復がいい場合があることは、一部で経験的に確かめられているようである。

このリハビリテーションに必要な、繰り返しの苦労を短縮し、早く効果がでるようにできれば、一度手足や言葉が不自由になっても、元に戻れる可能性が高くなる。それにはまず最初に機能修復の土台となるシナプスの再生を盛んにする薬を開発すればよい。このような神経系の病気のリハビリ促進薬やリハビリテーションをうまくおこなえるようにする方法を開発するために、東京都衛生局は、私が所属する東京都神経科学総合研究所を中心にプロジェクト研究をおこなっている。日夜リハビリで苦労されている方に基礎研究のデータが少しでも役に立ち、回復例が増えるようになれば幸いである。

8　アルツハイマー病のリハビリテーション

アルツハイマー病に限らず、脳機能のリハビリテーションは家庭でも原理的には可能で、在宅介護などでこれからもっと普及発展させる必要があるだろう。脳の記憶システムや神経細胞の生存・シナプスの維持自体が、興奮にともなう神経回路内の神経細胞とシナプスの活動にもは、「廃用性退行」といわれるように、使わない器官が衰える、いわゆる「廃用性退行」は、不活発な生活を入れた理由である。

したがって、運動や遊び、ゲーム・会話など、さまざまな方法で脳を刺激し、活性化することがすすめられている。デイケアサービスへの参加などで、症状の進行が止まったとか、改善されたという話は多い。決してあきらめてはならない。

たとえば、小暮久也(前出)によれば、次のような例がある。

「八二歳のおかつばあさんは、この二、三年すっかり老け込み、こたつで半分寝たきりの状態になってしまった。日付は思い出せず、火の始末はできず危なくてしかたがない。薬をちゃんと飲むことができない。台所に立てば、残り物をみんなかきまわして口に入れてしまう。柄沢式「老人知能の臨床的判定基準」でいえば高度異常にあたり、アルツハイマー病(アルツハイマー型痴呆)と診断した。ところが、ある年の春先、この地方の特産のネギがことのほか豊作で、ほかの地域の作柄不調から価格が約二倍に高騰し、農家は連日出荷に追われ、ネコの手も借りたいほどだった。箱詰めで夜中まで大騒ぎしているところへ、寝たきりのはずのおかつさんがひょっこり顔を出し、〝昔とった杵柄〟でネギを束ね始めた。さすがにネギを扱うのはうまく、それから毎日毎日ネギを束ねているうちに元気になり、最近では外来の待合室で五、六人の老人たちの話の輪の中心になっていた。」

これは昔から親しんで上手だったネギの出荷が良い刺激・リハビリになり、少なくとも症状が大きく改善された例と考えられる。〝生きがい〟など、心の問題も含まれるのであろう。

アルツハイマー病発症前後の脳の中でも、βアミロイド蛋白によるシナプスの変性・脱落や神経細胞死による脳の高次機能の低下だけでなく、それに対抗する、シナプス再生による機能修復システムの活性化もあり、この二つの〝せめぎあい〟から、症状の一進一退がみられるケースも多いと思われる(図5-3)。アルツハイマー病の初期に見られる、とくに周辺症状の変化は大きく、良くなったり悪くなったりするが、この〝せめぎあい〟はその一因だろう。危険因子であるアルミニウムやアポリポ蛋白E4などはこのあたりで関係していて、発症を早めているらしい。

もちろん、ある限度を越えると症状は一方的に進行してしまう場合が多い。それは、脳内で図4-3の右下部のような〝悪循環〟が始まってしまうためかもしれない。実は、βアミロイド蛋白のおもとである前駆体蛋白(APP)は、シナプス再生など、脳の機能修復に働くらしい。したがって、アルツハイマー病が始まると、シナプス再生に必要なAPPが増加し、βア

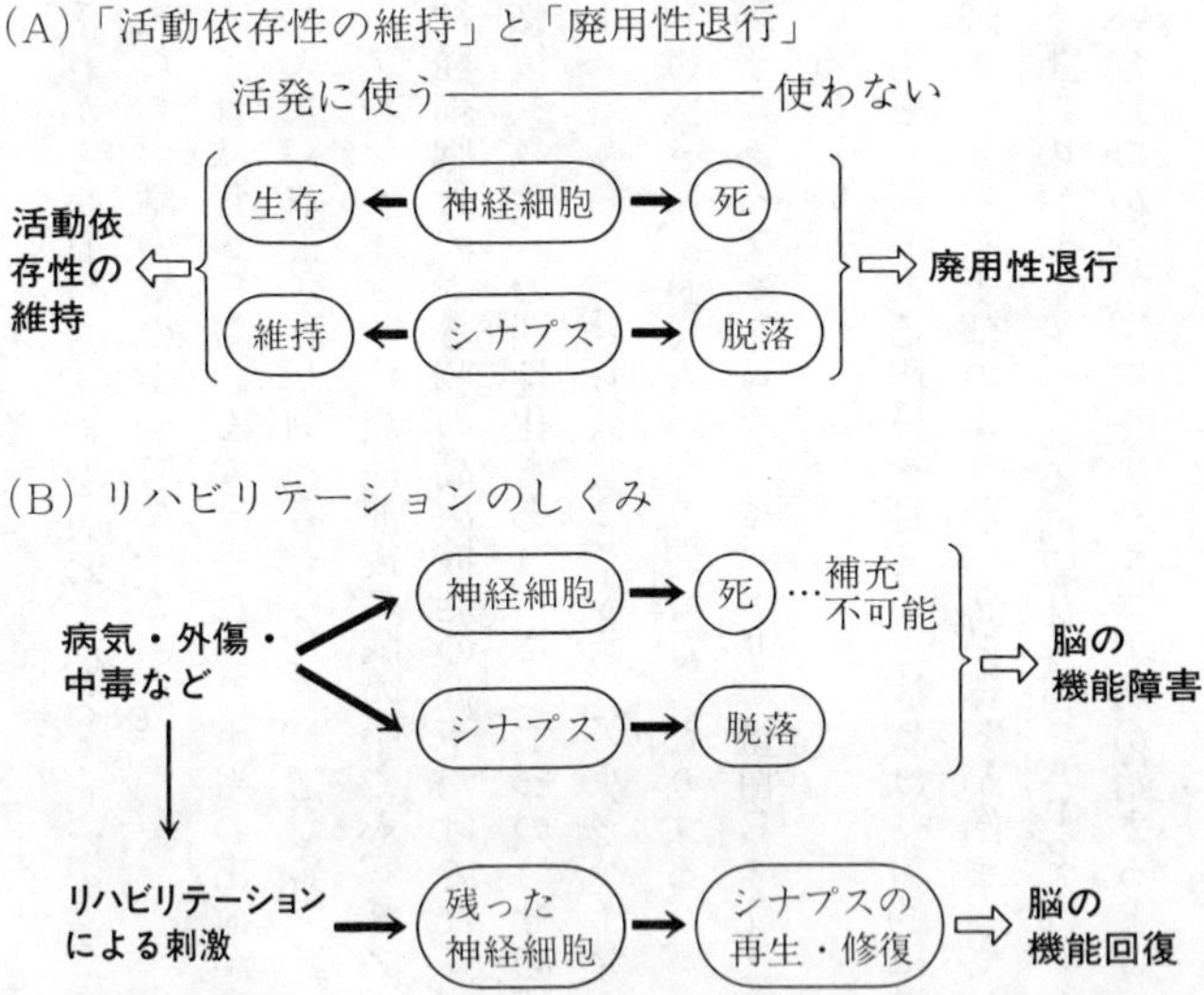

図 5-3　脳の活動と機能回復力，そしてリハビリテーションの仕組み

ミロイド蛋白の分泌がうながされ、ある時点で破壊と修復とのバランスが崩れると、神経細胞死がさらに増加する。このようなメカニズムが〝進行性〟の原因ならば、まさに〝因果〟である。

もっと積極的にリハビリを定期的にするために、地域では最近さまざまな試みがおこなわれている。「痴呆の疑いあり」といった、症状の軽い人々のために一般に特別養護老人ホームなどにあるデイサービスセンターではデイサービスを、もう少し進んだ痴呆症状の出ている人たちを中心としたデイケアセンターでは、朝から夕方まで高齢者(六八歳以上)の(痴呆を含む)人を集め、健康維持のためのさまざまな活動をおこなっているところがある。

もう一つ、デイケアセンターがあるところは病院や老人保健施設で、そこでは障害や痴呆の人のリハビリをおこなってくれる。それらでは、週に二〜六回くらい通う仕組みになっている。デイケアセンターでは、痴呆の人の介護の仕方など、家族が困っていることにも相談にのってくれる。

もっと痴呆が進んだり、家族の事情で介護がむずかしくなったりした人のために、グループホームという小さな施設が日本でも少数ながら開設され始めた。スウェーデンなど北欧での試みを日本でも取り入れたものだが、このような施設を全国の村や町につくることが必要である。いずれも市町村の福祉関係の窓口に聞けば、最寄りの施設について教えてくれるはずである。

アルツハイマー病の「介護予備軍」である私たちは、国や住んでいる地方自治体などに対して、無意味な土木工事などでなく、このような施設に優先的に税金を使うように要求していかないと、いずれ困難な事態がわが身にふりかかることになる。一つの施設をつくるにもかなりな予算と何年もの期間がかかり、このような介護施設で働いてくれる専門の知識をもった人々も不足がちであり、これから教育していかなければならない。いずれにしろ良い施設が少なく、順番待ちで、痴呆の人をかかえて困っている人が多い現状については、「明日はわが身」と思わなければならない。なお介護について書くことは筆者の能力を超えており、『痴呆症を介護する』(三浦文夫、柄沢昭秀編・朝日文庫)などの本を参照されたい。

二　アルツハイマー病の予防

1　予防法開発の考え方

古来から言われてきたように、予防は医学の王道である。予防ができ、病気にかからなければ何の問題も生じない。孤発性アルツハイマー病は七五歳ごろから急増するので、発症を数年遅らすことができれば、患者数をかなり減少させることができる。そこで、当面の予防法としては、発症を一年でも二年でも遅らせることが妥当な目標である。

第3章では、どのような人がアルツハイマー病にかかりやすいかについて、アルツハイマー病の危険因子を紹介するかたちで説明した。繰り返し述べてきたように、アルツハイマー病はさまざまな原因が重なりあって発病する多因子性の病気なので、危険因子の一つを避けたからといって必ずしも予防できるわけではない。だがそうであるにせよ、現段階のアルツハイマー病の予防としては、危険因子のうちの避けられるもの（①頭を打つ、②アルミニウム、③不活発な生活、④生活環境の急変、⑤たばこ、⑥脳血管障害）は避けるというやり方が基本である。

また、第4章では、アルツハイマー病の原因と発症メカニズムに関する「βアミロイド蛋白説」が、多くの研究者に受け入れられつつある現状を解説した。βアミロイド蛋白の多量体化が、神経細胞を殺す毒性の本体であるとすれば、多量体化を避けるトランスサイレチン様の物質が脳中に増えるような薬により、神経細胞死とシナプス脱落は防げるはずである。あるいは逆に、多量体化を促進するアルミニウムの取り込みや、フリー・ラジカルの産生を避ければよい。

2　アルミニウムに注意

アルミニウムに関しては、「どんなアルミ化合物が脳に入りやすく毒性が強いのか」という生体内の動態が詳しく解析されていないので、とりあえず、アルミニウム全体、とくに水に溶けやすいアルミ化合物の経口摂取を減らすのが当面の手段となる。たとえアルツハイマー病と関係ないとしても、腎機能が弱った人や子どもたちへのアルミニウムの毒性は高く、総摂取量の減少が好ましいことは「第一回アルミニウムと健康・国際会議」でも専門家によって勧められている。比較的簡単にできるのは、多量のアルミ化合物が水に溶け出す可能性のあるアルミ鍋などの調理器具や食器の使用をとりやめることである。

腎機能が低下した患者で三カ月アルミ鍋使用とステンレス鍋使用とに分けて調べたところ、ステンレス鍋を使った人では、血中のアルミニウム濃度が約半分に下がったという論文が最近発表された。

アルミ鍋などのアルミ製品の最大の欠点は酸やアルカリに弱い性質である。昔〝日の丸弁当〟といってごはんの上にウメボシをのせたお弁当で、アルミの弁当箱のフタがどんどん腐食したことを覚えている人は多いだろう。

トマトなどの野菜をアルミ鍋で煮ただけで酸性になり、それ以上だとアルツハイマー病の発病にかかわってくると考えられている飲料水中のアルミ濃度(一リットルあたり〇・一ミリグラム)に比べて、条件にもよるが、一〇倍から数百倍のアルミニウムが溶け出るといった実験データは数多くある。アルミ鍋の酸化アルミニウムの被膜は、焼け焦げをとるためにタワシなどでこすると簡単にはげてしまうので、アルミの溶出は防止できない。軽金属協会によるアルミ鍋の使用注意書きに「①酸やアルカリのものを煮ない、②底を強くこすらない、③一昼夜以上、食品を入れておかない」と書かれているのは、アルミニウムの腐食溶出を認めていることの現れだろう。

さて、数十年前から私たちの口に入るようになった、このような水に溶けたアルミニウムは、太古の昔からある、土の中やほこりに含まれている天然の酸化アルミニウムやケイ酸アルミニウムがほとんど体内に吸収されないのに対し、はるかに体内に吸収されやすい。したがって私たちの血液の中にも、常時アルミニウムは入ってきている。アルミニウムそのものの毒性が高い一つの理由は、生体内のいろいろな分子にベタベタくっつく性質にある。血液中のアルミニウムのうち、八〇%は細胞に鉄を運ぶトランスフェリンという蛋白質と結合し、残りの二〇%は果物や野菜に多く含まれるクエン酸などの有機酸と結合してキレート化合物などになっているといわれている。

アルミニウムと結合したトランスフェリンは、鉄と結合しているトランスフェリンと血液脳関門で区別されず、微量ながら脳の中に取り込まれていく。クエン酸などと結合した「有機酸キレート化合物」も、細胞膜などを通りやすく、神経細胞の細胞膜をごくわずかに通り抜ける。こうしてアルミニウムが細胞の中に蓄積されていく。

このようにして、アルミニウムは歳をとるにしたがい脳内に少しずつ蓄積してくる(図5-

4)が、排出や無毒化システムもあるとも思われる。アルミニウムをキレート剤で排出するとアルツハイマー病に治療効果があるという報告から も、脳内で有害なアルミニウムの濃度がある一定の値(閾値)を越えた場合に毒性が次第に顕在化してアルツハイマー病が発症すると考えられている。したがって、過去にアルミ弁当箱・鍋などを使用していても、ともかくこれから摂取量を減らせば、発症を遅らす効果はあると思われる。

トランスフェリンのデータから、鉄不足もアルミニウムの脳内取り込みを促進してしまうはずである。ことにアルツハイマー病になる危険度が男性に比べて高い女性は、鉄分を十分にとることも必要で、これはいずれにしろ貧血などほかの障害の予防にも役立つ。

一方、天然アルミ化合物が安全らしいように、すべてのアルミ化合物が危ないわけではないらしい。制酸剤などに使われている大量の水酸化アルミニウムと痴呆の関係を調べた二つの疫学調査では、相関はなかったとされている。水に溶ける塩化アルミニウムでは病変が起こるのに、

図 5-4　長年かかって少しずつ脳内に蓄積するアルミニウム

(A)に示したように，脳には加齢とともにアルミニウムが蓄積してゆくが，その仕組みは(B)のように考えられている．活発に働く脳は多くの鉄を必要としているが，鉄を運ぶトランスフェリンはアルミニウムを識別できずに誤って結合してしまい，血液脳関門を通過，アルミニウムを脳内・神経細胞内に運んでしまう．アルミニウムはまた，クエン酸などの有機酸と結合して「キレート化合物」をつくるが，これもまた細胞膜などを通りやすく，脳内・神経細胞内に入りやすい．

(A) 脳へのアルミニウムの蓄積

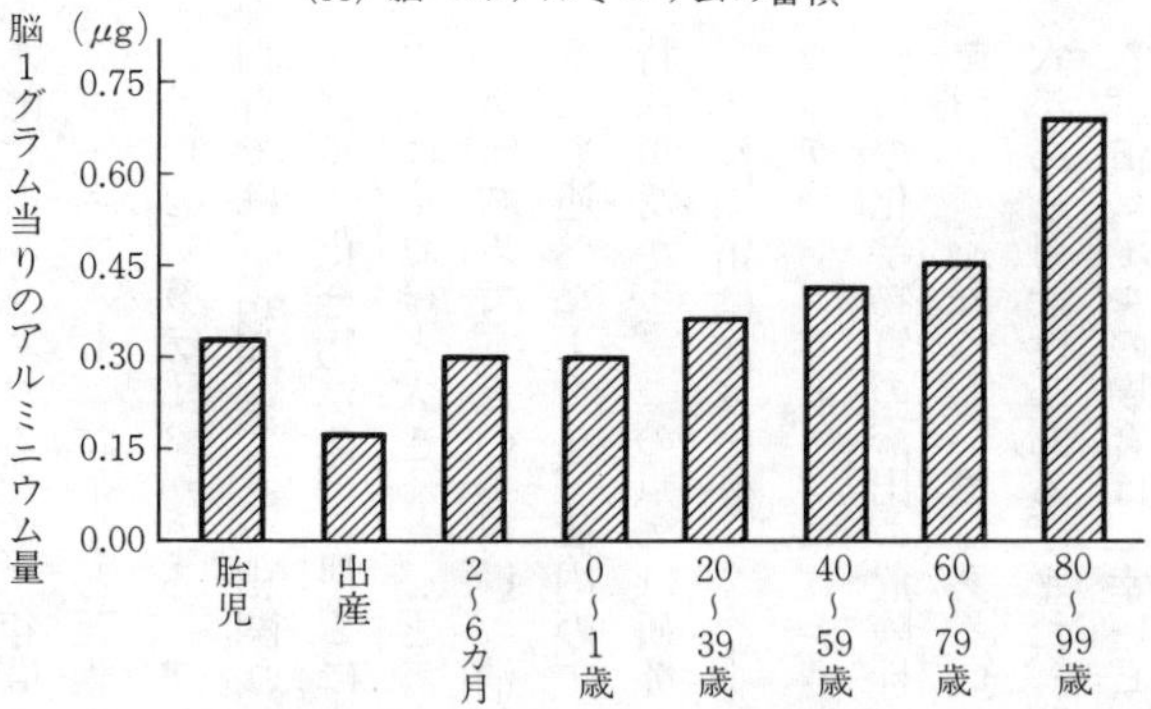

(マーカースベリーほかによる)

(B) トランスフェリンなどによるアルミニウムの脳への侵入

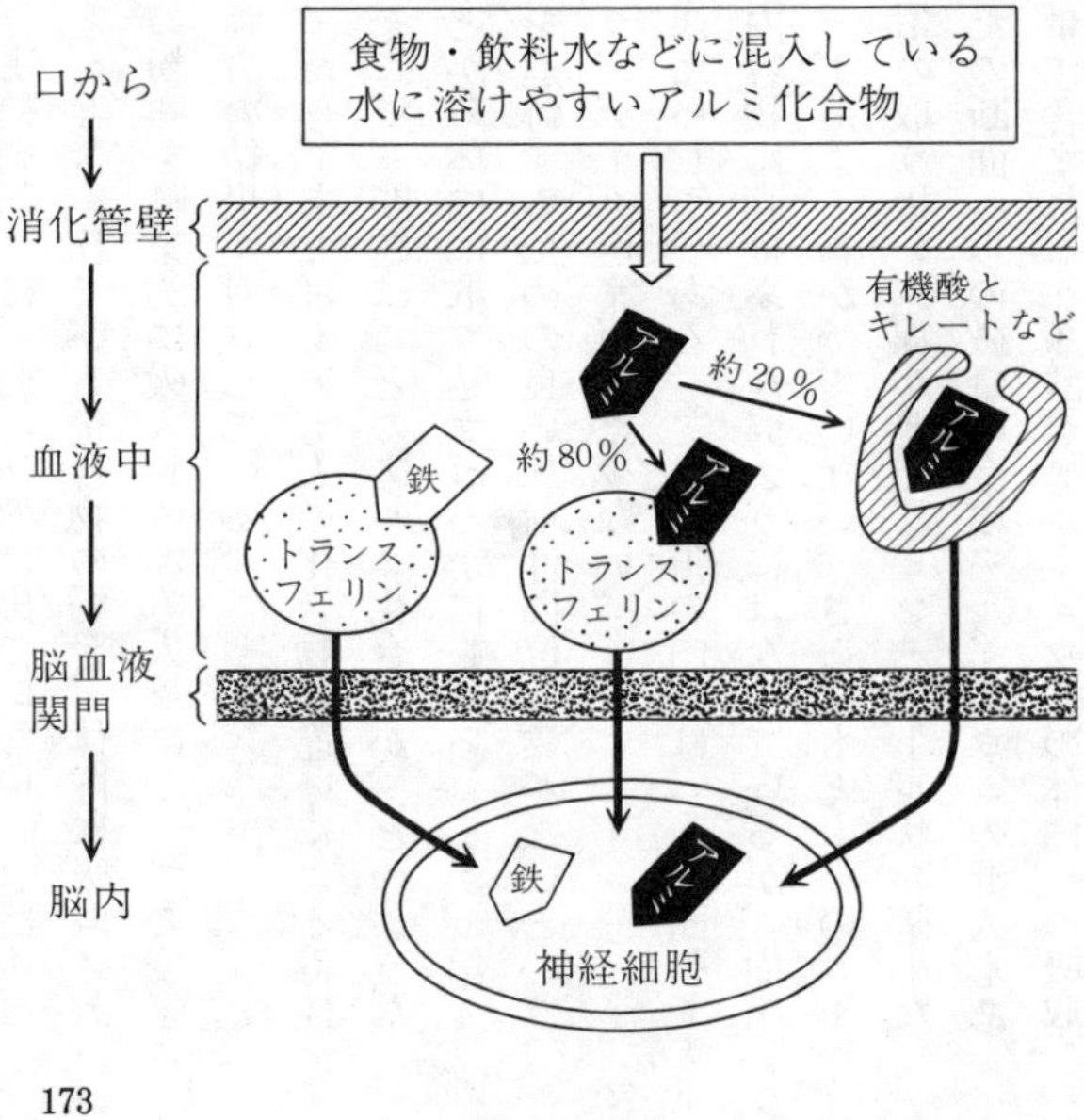

水酸化アルミニウムを約二年間経口投与した実験動物では、脳に病変は出ていない。食品中のアルミニウムも、お茶など天然のものにもともと含まれている化合物の場合、体内に吸収されにくいというデータがある。アルミニウムの粉塵を職業的に吸入している人々についての疫学調査では、「相関あり」「相関なし」という両方の結果が対立している。

アルミ化合物が体内(血中)に入ってしまったら、あとはもともとの化合物の違いによる毒性の差はそれほど大きくないと考えられる。そこで、問題は、どのアルミ化合物が、どのようなメカニズムで、どのくらい、消化器の壁などから体内に取り込まれるかにしぼられるが、第4章にも述べたような、体内のアルミニウムを追跡するための良い放射性同位元素がないという特殊事情から、この点では研究が遅れており、データがまだまだ少ない。

アルミ缶は徐々に鉄(スチール)缶に置き換えられつつある。アルミ缶の内側は、一応樹脂でコーティングされ、アルミニウムの地金が内容物に直接ふれないようにはなっているが、樹脂からの化学物質の溶出の危険性については、まだよくわかっていない。さらにもともとのコーティング過程において、あるいはその後の缶の取り扱い過程が悪く、ピン・ホール状の微小な穴があく可能性がある。また、開缶後のふたの断面からの微量の金属アルミニウムの混入もある。缶ビールの場合は、幸いビール中に大量に含まれるケイ酸がアルミニウムの体内への吸収

は飲料水とトイレなどで使う雑用水を同じ純度で給水しようとすることから、短時間に大量の浄水が必要とされ、そのために各種の無理が生じているのである。雑用水は雨水や再利用水を使うなどの工夫をし、〝飲める水準の水〟を何にでも使うという習慣のほうを正すべきである。全体の環境汚染の進んだ日本の河川の汚染はひどく、水道原水にはすでに多種多様の有害化学物質が混入していることが多く、安全な水にするためには膨大な施設やコストが必要になるのはしかたがない。この点は水道局の責任ではない。環境汚染、とくに、目に見えにくい「潜行拡大型汚染」を数十年にわたって広げてしまった社会が今後負担すべき、もっと大きな〝コスト〟の一部であると理解しなければなるまい。カナダでは飲料水中のアルミニウム濃度を一リットルあたり〇・一ミリグラム以下に減らすことにより、アルツハイマー病患者を約二三％減らすことができるという計算も発表されている。

3　フリー・ラジカルなどの老化促進因子からの予防

アルツハイマー病の発症や進行に、脳の老化過程が関係していることは繰り返し述べてきた。しかし、脳の老化自体に個人差が大きく、そのとき脳の中で起こっていることも複雑でゆっくりしているので、老化促進因子のうちで疫学的にアルツハイマー病の危険因子だとわかったものは少ない。老化を促進するフリー・ラジカルの毒性を抑えるようなビタミンE、ビタミンCなどを主成分とする薬は、予防薬にもなりうる。同じような理由で、青身の魚などに多く含まれるDHA(ドコサヘキサエン酸)、EPA(エイコサペンタエン酸)なども予防に役立つかもしれない。

不老不死は人間の〝究極の欲望〟と言われているが、ヒトの極限寿命がほかの生物種と比して、断然長いことだけで満足すべきで、老化防止には完全な方法などない。それよりも、ガン、アルツハイマー病などの場合は、長生きにともない健康を害する危険因子への暴露が増え症状が顕在化することから、環境汚染のほうを心配するのが、ことに、来るべき二一世紀にかけては実際的だろう。

4 精神的ショックからの予防

家族性アルツハイマー病の症状が鉄剤で改善され、バイクに乗って買い物に行けるようになっていた女性Aさんが、阪神淡路大震災に遭い、病院に薬をもらいに行けなくなり、さらに続いた、看病していた姉の死で、症状が悪化したのも重要なポイントを示唆していると思われる。アルツハイマー病の患者さんの身の回りの急激な変化が症状の悪化につながることはよく知られている（第3章）。

もしアルツハイマー病らしいと疑われたら、転居・転職など身近な環境の変化は、できたら避けるほうがよい。また定年退職、配偶者などとの死別など生活環境の大きな変化がある時期には、アルツハイマー病になる可能性を考えて、物忘れなどが増えたかどうかなどを、まわりの人は注意深く観察すべきである。そのようなときに当然起こる虚脱感、鬱状態がアルツハイマー病の引金になるケースは多い。

5　脳血管障害の予防

危険因子のところで説明したように、脳血管障害も危ないし、いずれにしろ脳血管性痴呆になるので困る。

脳血管性痴呆の危険因子が、何といっても、高血圧や血中の高コレステロールによる動脈硬化であることもすでに述べた。このような場合、脳の血管は傷つきやすく、つまりやすい。したがって血圧をコントロールすることが第一である。高血圧は、本人に合った適当な降圧剤を選んでもらい血圧を下げればよいが、高齢になると、睡眠中に血圧が下がりやすいので、降圧剤で下げすぎないように注意が必要である。

高血圧と並んで糖尿病も脳血管障害の危険因子であるが、これらは典型的な生活習慣病で、逆に言うと、禁煙とともにきちんとした生活管理をすれば予防はしやすい。生活習慣といえば、多量の飲酒(「一日に日本酒二合以上」といわれている)は、アルツハイマー病の危険因子にはなっていないが、脳血管性痴呆の危険因子であり、アルコールそのものによる痴呆もあるので、やはり注意すべきである。厚生省の調査による「若年性痴呆」(一八〜四四歳で発見と定義)の内訳では頭部外傷についで脳血管性があり、アルツハイマー病は二・五%しかなかった。

三　これからのアルツハイマー病対策

1　アルツハイマー病患者の増加と実労働者の減少する社会

「はじめに」で述べたように、有効な対策がおこなわれないままだと、アルツハイマー病をめぐる状況は二一世紀にはたいへんなことになるだろう。簡単に予測できる外挿法を使って計算しても、現在四〇～五〇歳の人々が、二〇年か三〇年後、日本が最も高齢化したときに「アルツハイマー病年齢」に達する。しかもこの世代はベビーブームで、絶対数が前後の世代に比べて著しく多い。そのとき社会を実質的に支えるのは現在の〇歳から二〇歳ぐらいの世代である。いや、今から一〇年後に生まれてくる子どもたちも三〇年後に二〇歳であることを思えば、そのくらいの将来の世代までが、現在の「団塊世代アルツハイマー病層」を支えると言ってよい。

さらに悪いことに、かねてより予測されていた少子化が、精子減少などによる不妊の増加で、予想以上に進む可能性が出てきている。それは、ただでさえ経済的・人的にたいへんな困難が予想されている「団塊世代アルツハイマー病層」の介護のために必要な経済的・社会的負担をになう人口がますます減少してしまうことを意味する。また、近年、少しずつ現れつつある、子どもたちの行動の「異常」も心配である(この点は第6章でもう一度触れる)。

日本の環境汚染や社会のひずみが現状のまま推移すれば、労働人口の減少と質の低下を招き、日本の生産構造はどんどん蝕まれていく。経済力は低下し、社会不安は増大し、福祉にまわそうにもそのカネがなくなるに違いない。年老いた実母を背負って山に捨てにいくという物語、

『楢山節考』（深沢七郎）の世界は、昔語りでも他人事でもなくなる――そんな想像が、一脳研究者の杞憂であることを願うばかりである。

2　対アルツハイマー病一〇年計画の必要

アルツハイマー病の対策は総合的かつ緊急に着手しなければならない。バブルがはじけたとはいえ、日本経済の基礎体力が残っているうちに、一〇年をめどに、アルツハイマー病の介護システムを充実させ、予防・治療法の開発により、患者の発生数を減少させる必要がある。厚生省も試算したと聞いているが、アルツハイマー病の発病を平均二、三年遅らせるだけでも介護に要する人数と費用は大幅に削減できる。

(1) まずは介護・治療（リハビリ）施設の増設、拡充を

介護保険法をフルに活用して、各地に特別養護老人ホーム、グループホームなど、介護・治療（リハビリ）施設の増設をはかるべきである。現在の自治体間のばらつきは、熱心な自治体が実現している高いレベルのほうにあわせることが重要である。日本社会をだめにしている「悪

しき横並び」のために、よりよい介護を目指す動きをつぶしてはならない。二〇年先、三〇年先を見とおせば、施設の造りすぎということはありえないだろう。ことに、軽い症状の人々をその状態にとどめておくためにも、デイケアサービスの充実が、長い目で見たとき大いに有効だろう。

(2)「物忘れ外来、メモリー外来」を多くの病院に

第3章で述べたように、アルツハイマー病は脳の老化にともなっているので、高齢になっても誰一人としてアルツハイマー病にかからないようにするということは、当面不可能と考えられる。したがって、なるべくアルツハイマー病の発病を遅らす、あるいは症状が進行して日常生活に重大な支障が起き、介護がたいへんになる時期を遅らすしかない。それには、これまで述べた早期発見・早期治療しかないであろう(図5-5)。

これには二つの意味がある。アルツハイマー病と診断するのは無理があっても、第2章で述べたように、記憶力の低下、判断力等知的機能の低下は、心理学的なテストなどによりある程度識別できる。ここで痴呆の疑いのある人(アルツハイマー病に進んでいく人々を含む)を、(1)のデイケアサービスなどで脳の活動を低下させないようなリハビリをおこない、脳の自然治癒力を

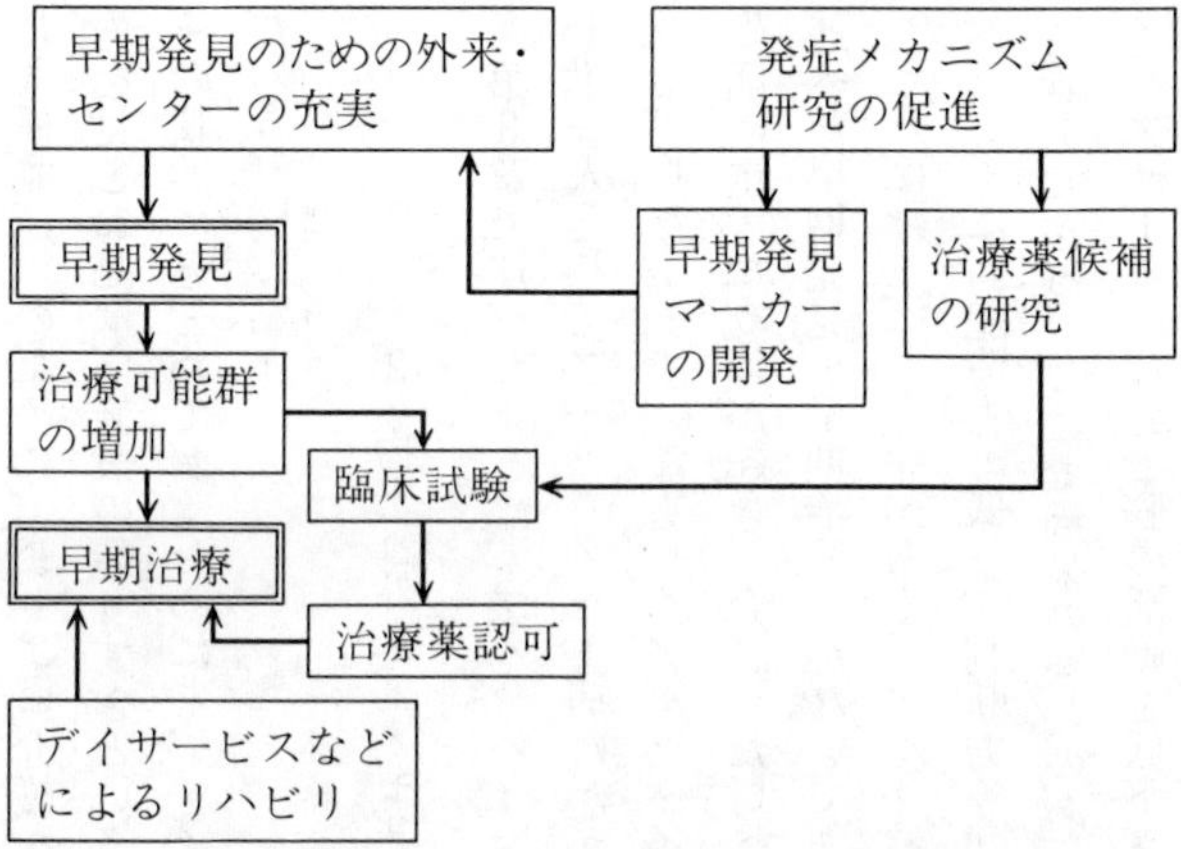

図 5-5　早期発見・早期治療のシステムづくり

生かして症状の悪化を防ぐ。一方、このような気楽にかかれる外来が増えると、今まで重症化してからはじめて病院に連れてきていた事態が改善され、アルツハイマー病による痴呆の疑いがある人や、軽い痴呆の人が多数発見されることになる。

このように、今まで病院に来なかった、治療可能と考えられる軽・中程度の人々が、病院に多数登録されると、数々の治療法の開発がやりやすくなる。アルツハイマー病の治療薬を、医師の判断と患者・家族の納得のうえで投与すれば、治療薬開発における日本でのネックである臨床試験が大規模におこなえ、治療薬の効果をより正確に試すことができる。もちろん、このような臨床試験をするには、正確な心理学的テストをおこなえる熟練したスタッフやコーディネーターなど、特別の人員をそのために配置する必要がある。

(3) 基礎研究の充実

遺伝因子をヒントに、治療・予防に役立つ脳内神経毒性メカニズムや環境因子の研究に重点を移すべきである。分子疫学や脳の老化をにらんだ臨床研究はもちろん、シナプス脱落や神経細胞死の防御のための研究が中心となろう。どのようなシナプスや神経細胞が、どのような毒物に弱いのかという「神経毒性学」は慢性毒性のリスク評価法を含め、世界的にも最も遅れており、今後、ほかの数多くの神経系の病気・障害の克服のためにも最重点でおこなうべきプロジェクトになるだろう。

(4) 治療薬の開発

(2)のような状態ができると、(3)のアルツハイマー病の原因研究の発展とあいまって、治療薬の開発がよりやりやすくなり、一番の問題である臨床試験もシステマティックになり、結果も早く出せる。日本で良いアルツハイマー病治療薬が開発されれば、特許料も入り、輸出もできる。何よりも医療先進国として尊敬される。『吉里吉里人』(井上ひさし、新潮社)の発想である。

(5) 予防法の開発

(3)と重なる面があるが、現在わかっている危険因子のほかにもまだ、アルツハイマー病の発症に影響する危険因子はいくつかあるはずである。国が十分な準備をして全国的な疫学調査により新しい危険因子の発見につとめる必要がある。トランスフェリン遺伝子の関与が正しければ、鉄、アルミニウムなど環境因子が浮かび上がってくる。しかし、どのような危険因子かを解明するには――ことに避けられることの多い環境因子に関しては――すぐれた洞察力が必要で、(3)のアルツハイマー病の脳内発症メカニズムの研究とともにまさに科学界の英知を集める必要がある。

◆第6章◆

「二一世紀の脳」の健康

第3章などで、アルツハイマー病は一般に「遺伝病」ではなく、むしろ生活習慣病といわれる糖尿病や高血圧などと同様、広い意味での「環境病」であることを述べた。アルツハイマー病に大きくかかわっている脳の老化の大部分は、その人が過ごしてきた人生における生活習慣などもろもろの環境の積み重ねによるものと言ってよい。

しかし、脳が環境の影響をもっとも受けやすいのは、脳が老化してゆく過程ではなく、脳の「はじまり」の時期である。つまり、受精卵から、複雑な脳の構造ができあがってゆく、脳の発生・発達の過程、そして誕生後の環境からの刺激・入力による脳の機能の発達過程である。とくに胎児の脳は化学物質によって攪乱されやすく、脳の構造異常を起こしやすい。のちにこれが脳の機能障害につながる。また、子どもの脳に、あるべき刺激、〝刷り込み〟(人間の場合、その大半はしつけや教育でおこなわれる)が与えられないと、のちに、そのような子どもは、普通に育った場合とは違った異常な行動を起こす。真偽に議論はあるが、「狼に育てられた子ども」では、言語はほとんど発達できなかったといわれている。

近ごろ子どもたちの行動が全体的におかしいのではないか、とは多くの人が感じているところである。第5章のむすびで述べたように、いま四〇～五〇歳の団塊の世代がアルツハイマー病世代になる二〇二〇年ごろの日本社会を人的・経済的に支えるのは、少子化でただでさえ数が少なくなっている、いまの子どもや若者である。いくら良い介護のシステムをつくったとしても、人的・経済的にそれが維持できなくなるようでは、前途は暗い。老人とくに手厚い介護を必要とするアルツハイマー病患者は切り捨てられる恐れがある。これは、読者や私を含む、今後アルツハイマー病になるかもしれない人間にとって、いや、幸いアルツハイマー病にならなくとも、間違いなく老人になっていくすべての人々にとって、死活問題となるはずである。

もちろん、アルツハイマー病の介護うんぬんとは関係なく、子どもが生まれなくなる、生まれてもおかしな子が多い、育った子が異常な行動をするというのは、それ自体たいへんな問題である。古風に言えば「国家・民族の存亡にかかわる」し、私たち普通の人間の切なる願いである「家族の健康と幸福」を無残に打ち砕く。したがって、「アルツハイマー病」と題したこの本を、一見、無関係にも見える「子どもたちの異常」の問題でしめくくらざるをえないのである。

一　脳と化学物質

1　アルツハイマー病と脳研究

アルツハイマー病は記憶や判断など高次機能とよばれるものがおかしくなる脳の病気なので、その研究は脳全体の研究、ことに、記憶の分子レベル、細胞レベル、個体レベルの研究の進歩と裏腹の関係にある。

最近の脳の研究の進歩はすさまじい。一つには米国が一九九〇年代を〝脳の時代〟とよび、国を挙げて脳研究を推し進めてきたことがある。ことにアルツハイマー病の研究には、欧米諸国だけでなく、各国のアルツハイマー病協会などからの莫大な研究費が流れ、今までは別のことをしていた大勢の研究者がアルツハイマー病の研究に移った。それらの成果が、原因研究の進歩に結びつき、今日のβアミロイド蛋白説を生み出したと言える。日本も、来るべき二一世紀を〝脳の世紀〟と位置づけ、「脳を知る」「脳を守る」「脳を創る」を合言葉に、脳の研究にとくに力を入れようとしている。

たしかに二一世紀は、「ヒトの脳を究める世紀」となり、脳研究＝神経科学は近代科学の「最後のフロンティア」として大きく発展することは、間違いないだろう。

しかし、「脳はどれくらいわかったのか」「どのようなことが将来わかるのか」と問われると、答えはなかなかむずかしい。脳研究の現状と困難さについては、別に書いたことがある（「脳――神経科学の過去・現在・未来」『生物学のすすめ』筑摩書房、所収）ので、そちらにゆずる。脳そのもので、どんなことがわかっているかについては、情報が膨大すぎ、進歩が速すぎるので、一般書は、出るころには内容が古くなってしまうため、全体をまとめた本は出しにくく、よく勉強していると言われる研究者ですら、全貌はとらえにくくなってきている。「（一人の）脳が脳を理解できるか」と言われるゆえんである。

そして最も重要なことだが、脳の研究がようやく盛んになったばかりでもあり、また、脳のあまりの複雑さもあり、脳の研究にはまだ多くの未知の空白分野がある。一般に、研究書や啓蒙書は「わかっていること」が書かれがちで、「わかっていないこと」についてはほとんど触れられない。たとえば、ごく基本的なこととして、ヒトの脳がどう発達していくかについて、分子レベルではわかっていないことが多い。そして以下に述べるような、子どもの脳の発達に対する〝環境ホルモン〟などの化学物質の影響については、全くといっていいほど研究がおこなわれていない。

2 脳の複雑さと精緻さ

ただ、約三〇年間、記憶の分子メカニズムなどの研究をしてきた経験から、私が感じている重要なポイントは、ヒト脳の〝超〟複雑さ・精緻さと、あとで述べる、それと表裏一体のヒト脳の壊れやすさである。図1-2で、記憶を支えるのは脳内の神経回路（シナプスで結ばれた神経細胞のネットワーク）だという絵を描いたが、実は眼が見た物の形などの情報を脳の中で処理している回路の一部（！）と、そのV1など一つ一つの領域中に含まれる数千の「機能円柱（コラム）」といわれている神経細胞のつながりの一つのユニットが、図6-1である。これでも実際の階層性をもった複雑さはまだ十分に表現されていない。

そして、記憶するとき、本当に物質的に変化し、その変化が保持されるのは、シナプスという神経細胞と神経細胞とのつなぎ目の微小（幅一ミクロン以下）な構造であるが、これはヒトの脳の大脳皮質だけでも約六〇兆個ある。そしてその一つで記憶のために働いていると考えられている分子（化学物質）を、一九八八年ごろまでの研究にもとづき、多くは代表名だけを記入してみたのが図6－2である。実は、現在では少なくともこの一〇倍の分子を書き込まねばならず、人の名前の重ね書きではないが、真っ黒になってしまい、何が何やらわからなくなるので、そのような試みはどんな専門書にも出てこない。一般書に出ているのは、〝わかりやすく〟書くためにごく一部の仕組みのさらに一部の情報にもとづく単純なモデルで、ごくごく不十分なものである。

3 化学物質からできた精密機械の壊れやすさ

もう一つのポイントは、ヒトをはじめとする生物のからだは蛋白質をはじめとする生体分子とよばれる化学物質からできていることである。

とくに脳は複雑なので、一〇万近くといわれる遺伝子で規定される蛋白質が次々と正確に合成され、おのおのの役目を果たし、精密機械のように作り上げられていく。このとき情報を運ぶのも、細胞の外では神経ホルモン、細胞内ではサイクリックAMP（cAMP）やイノシトール三燐酸（IP_3）などの二次情報分子（セカンド・メッセンジャー）とよばれる化学物質である。さらに、神経細胞から神経細胞へと情報を渡して脳の活動を支えるのも、ホルモン〝様〟物質で、数十

(c) 一つの機能円柱内の神経細胞の結合図

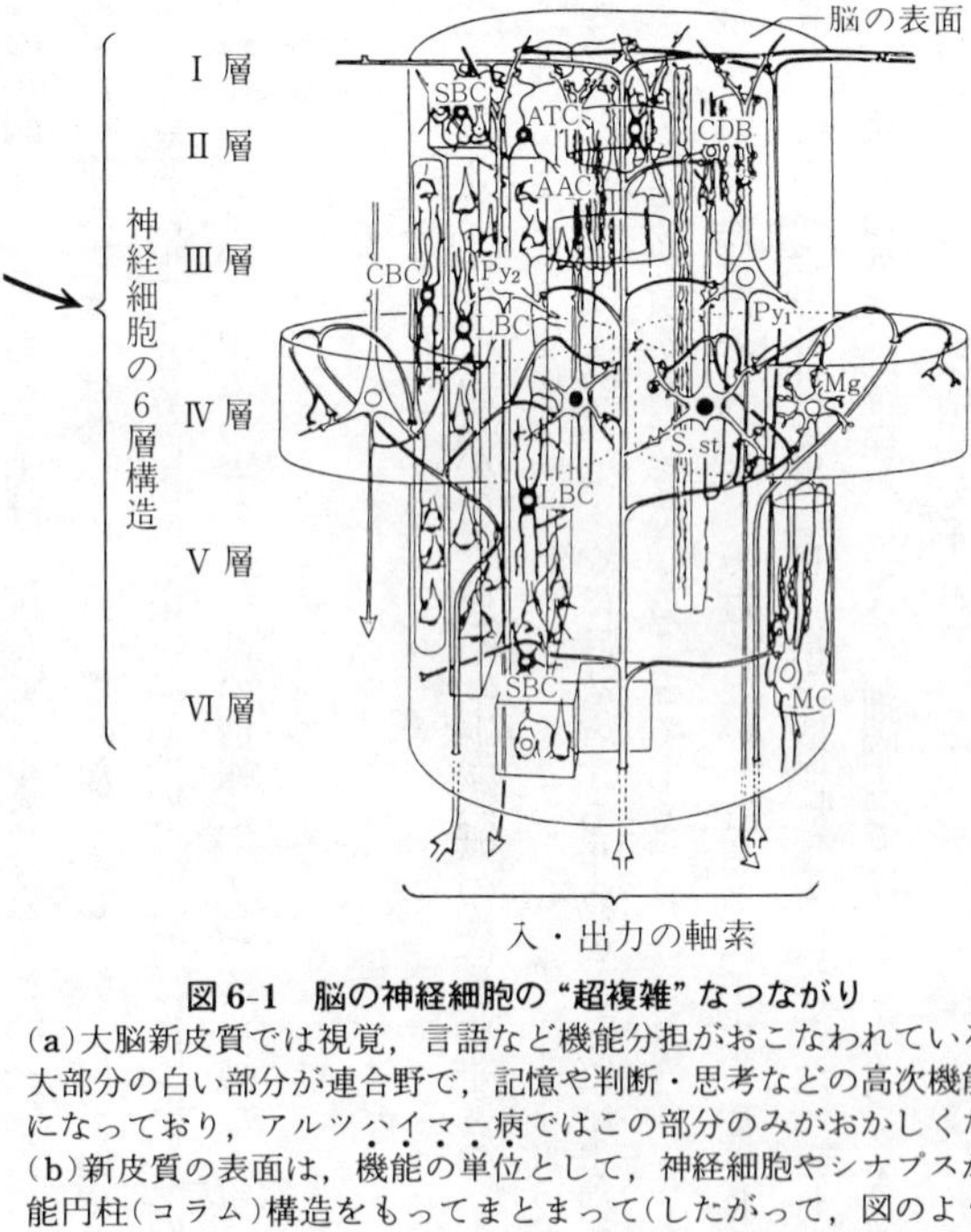

図 6-1　脳の神経細胞の“超複雑”なつながり

(**a**)大脳新皮質では視覚，言語など機能分担がおこなわれている．大部分の白い部分が連合野で，記憶や判断・思考などの高次機能をになっており，アルツハイマー病ではこの部分のみがおかしくなる．
(**b**)新皮質の表面は，機能の単位として，神経細胞やシナプスが機能円柱(コラム)構造をもってまとまって(したがって，図のような円柱が実際に観察できるわけではない)，びっしりと並んでいて，多くの入出力の軸索が出ている．この軸索によるつながりを示したのが(**d**)である．眼でものを見るだけのためにいかに多くの領野(**V1, V2**など四角の囲みの中の文字)がかかわり，複雑に結合しているかがわかる．
(**c**)一つの機能円柱構造では，多くの種類の神経細胞が六つの層に分かれて複雑にシナプス結合(図 1-6 参照)している．この図でもかなりの略図である．円柱からは領野内・領野間を結ぶ多数の軸索(配線)が出入りしており，おもに軸索だけからなる((**b**)の②の)部分は白いので「白質」，神経細胞のある(①の)部分は，やや色がついているので「灰白質」とよばれる．

(a) 大脳皮質の機能分担(機能局在)

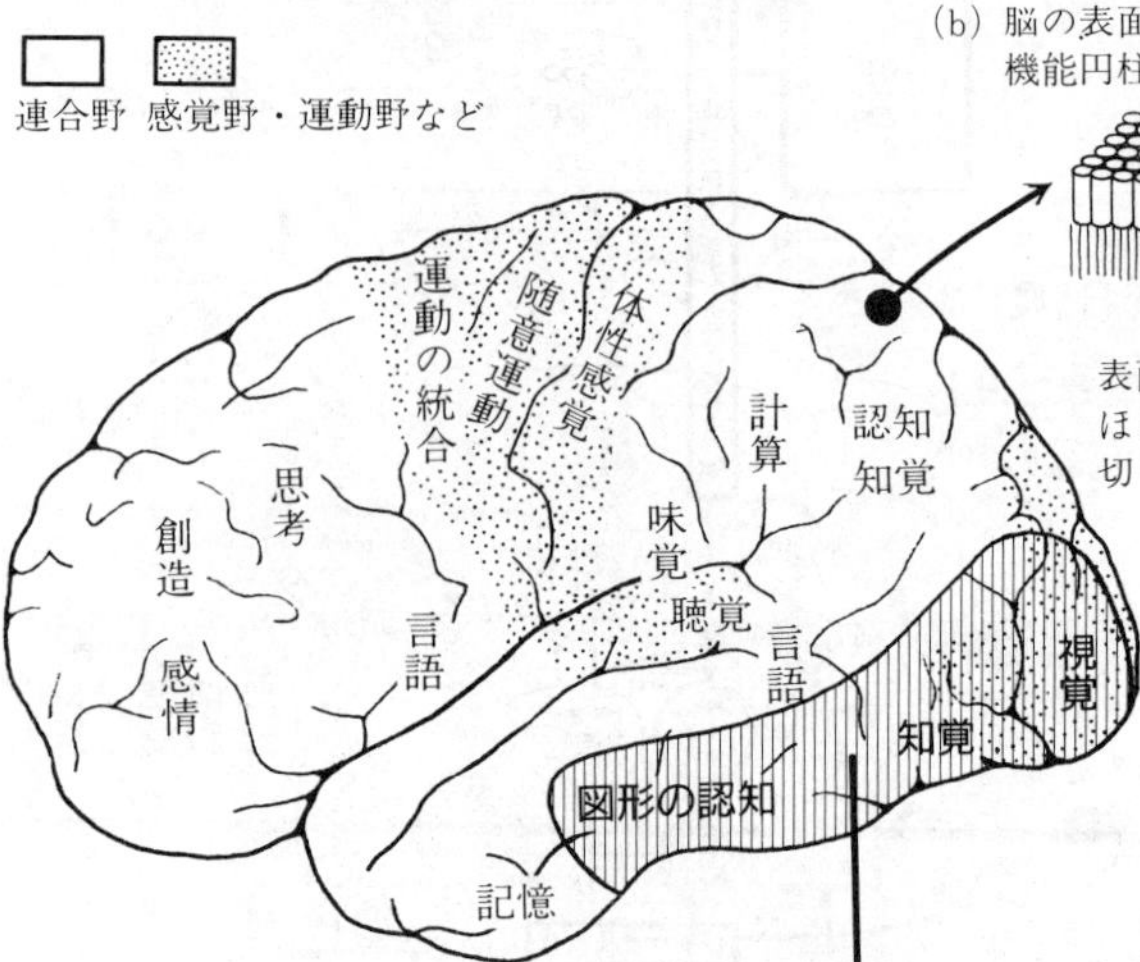

(b) 脳の表面に並んでいる
機能円柱の概念図

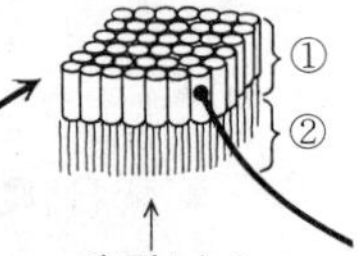

(d) 視覚の情報処理をする
領野名とそのつながり

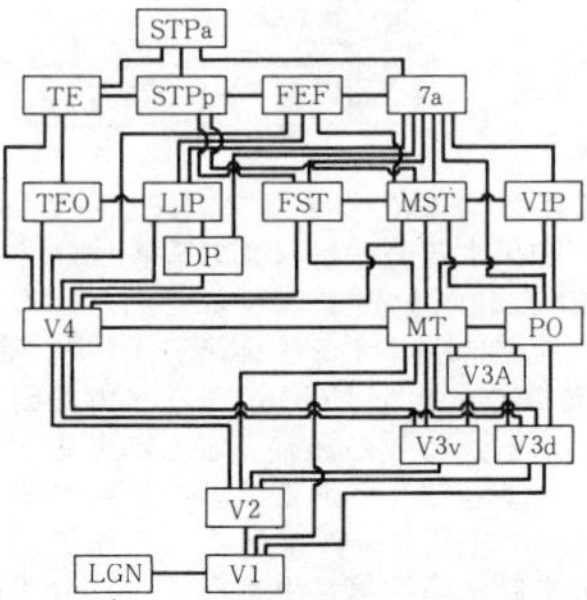

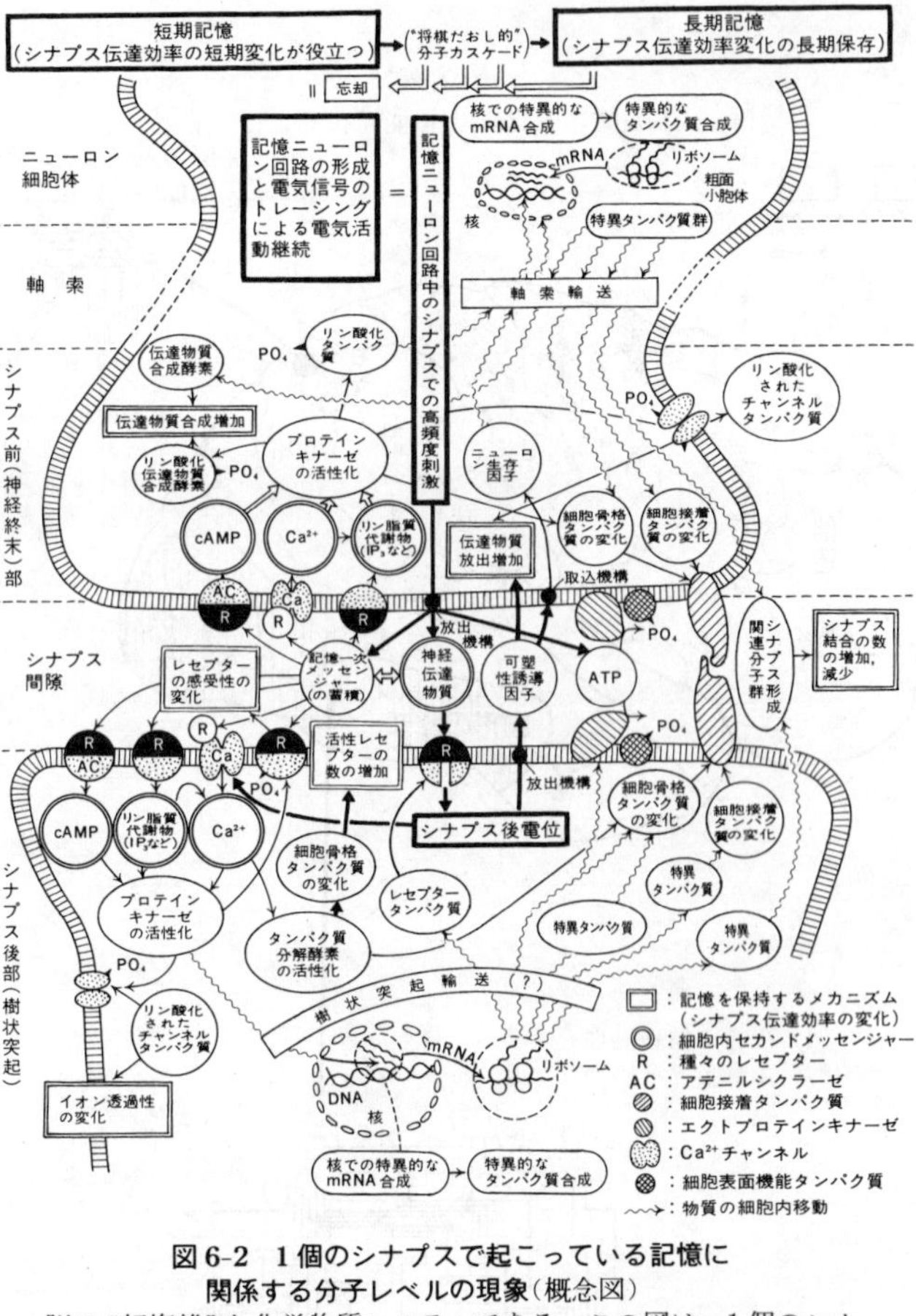

図 6-2　1 個のシナプスで起こっている記憶に関係する分子レベルの現象(概念図)

脳は“超複雑”な化学物質システムである．この図は，1 個のシナプスをめぐる記憶に関係する生体高分子(蛋白質や核酸など)や化学情報物質の働きの大要を 1988 年ごろまでの研究に基づき筆者が描いたもの．しかも，時間の経過とともにさまざまに重なり合って変化することは一切省略してある．この分野の研究の進歩は急速で，現在ではこの 10 倍以上を書き込むことが必要となっており，もはや図示の限界を超える複雑さと言える．(『分子神経生物学』丸善，1989 所収・第 7 章「シナプスとその可塑性の分子生物学」黒田より)

種類の神経伝達物質とよばれる化学物質群である。

精密な機械ほど壊れやすい。脳はとくに化学物質を情報分子としてフルに使っているので、外界から侵入してくる化学物質群に容易に攪乱されてしまう。成熟したヒトの脳では、このため血液脳関門という「関所」があり、そのような化学物質が脳に入り込むのを極力防いでいる。

しかし、胎児や乳幼児ではこの血液脳関門がまだよくできておらず、いろいろな化学物質が侵入しやすい。胎児性の水俣病の悲劇は、このため起こった。有機水銀が胎児の脳には簡単に侵入してしまい、母親の脳にはそれほど障害を引き起こさなかった量でも脳の正常な発生・発達をさまたげ、脳の発達障害をともなった子どもが生まれてしまったのである。

ごく最近になって、『奪われし未来』(翔泳社)などで、〝環境ホルモン〟とよばれる生体内の化学物質による情報システムを攪乱する環境由来の化学物質の問題がようやく一般に知られるようになった。脳の壊れやすさ、とくに胎児の脳と幼若な脳が化学物質の侵入に弱いことを知れば、〝環境ホルモン〟で、精子減少だけでなく、脳の発達異常が起こることは容易に理解できるだろう。前著『ボケの原因を探る』でも「脳の障害と外からの毒物」という章で、このような危険を知らせてくれる研究である神経毒性学の遅れを指摘し、学習障害児(二〇〇ページ)の問題にも触れておいた。

4　身の回りの化学物質はどれだけわかっているか

私たちの身の回りには各種のプラスティックをはじめ、人工の化学物質があふれている。食品添加物や調理器具や食器から食品に混入して、体内に入るものは、比較的対策がたてやすい。ビスフェノールAなどが溶け出るポリカーボネート製のものなど、乳幼児がなめる可能性のあるものを含め、有害物を含む食品や、溶け出る製品は使わなければよい。

それに比べてやっかいで、しかも未知のことが多いのは、ダイオキシンのように、農薬中の不純物であるばかりでなく、ゴミの焼却などによって新たに生成されて環境中にばらまかれ、それが生体濃縮を通じて、米、野菜、果物、魚介類に入るなど複雑な過程を経て人体に吸収されるものである。水俣病に代表される、環境汚染による「潜伏期」をともなった病気や障害では、気がつかないうちに汚染がひろがっていき、ある時点で病気が顕在化する。このような病気を引き起こす汚染を、私は「潜行拡大型汚染」とよんでいる。

現在、私たちの〝工業化〟社会で使われている化学物質は約一〇万種類にのぼると言われ、さらに年々新しい物質が加わっている。そのうち、毒性が予想され、すでに要注意とされているものだけで約一〇〇〇〇種あると言われている。この見積もりには、おそらく、致死量よりはるかに低い濃度で脳神経系にだけ作用を及ぼすものはほとんど入っていないと思われる。発ガン性などほかの毒性に比べて、神経毒性の研究は、脳そのものが複雑で研究が遅れていたために、とくに遅れていてよく調べられていないためである。

四〇年前に、農薬の被害の重大さにいち早く気がつき、亡くなるまえ数年間を費やして『沈黙の春』を書き、全世界に警鐘を鳴らしたレーチェル・カーソンは、はっきり潜行拡大型汚染のもたらす未来をはっきりと見とおして、次のように言っている。

「私たちの身の回りの世界を汚染しているのは、殺虫剤の大量撒布だけではない。私たち自身のからだが、実は(気がつかないうちに)毎日毎日数かぎりない化学物質にさらされていることを思えば、殺虫剤による汚染は序の口であろう。たえまなく落ちる水滴が硬い岩にでも穴をあけてしまうように、生まれおちてから死ぬまで、おそろしい毒性をもつ化学物質に少しずつでも絶えず触れていれば、いつか悲惨な目にあわないともかぎらない。わずかずつでも、くりかえしくりかえし触れていれば、私たちのからだのなかに、さまざまな化学物質が蓄積されてゆき、ついには中毒症状におちいるだろう。今日では、だれもわが身だけ汚染からのがれ、健康のままでいるわけにはいかないのである」(“Silent Spring”より筆者訳)

二　子どもたちの脳の問題

1　学習障害

一九六〇年ごろから、米国で増えてきた子どもたちの異常に学習障害問題がある。広く教育現場でLearning Disability（ＬＤ）児ともよばれる子どもたちで、落ち着きがない、集中できない、知能はふつうなのだが特定の知的能力のみに障害がある、という子どもたちである。ＬＤ児の一部は昔から、脳の中の微小な発達異常（ＭＢＤ）による、医学的な意味での「学習障害児」とされてきた（図6－3）。〝環境ホルモン〟などの化学物質が発達中の脳に侵入して、小さな異常が一人一人異なった脳の場所に生じた可能性があり、症状に多様性があるのもそのためであろう。『奪われし未来』にも紹介されているが、台湾でＰＣＢで汚染された子どもたちの知的発達に異常が出たなど、因果関係を示唆するヒトの例や動物実験も多い。

第2章で、アルツハイマー病でも、正常の老化とアルツハイマー病とのあいだには、はっきり区別できない〝灰色ゾーン〟の症状の人が存在し、その人たちをどう早期発見して治療する

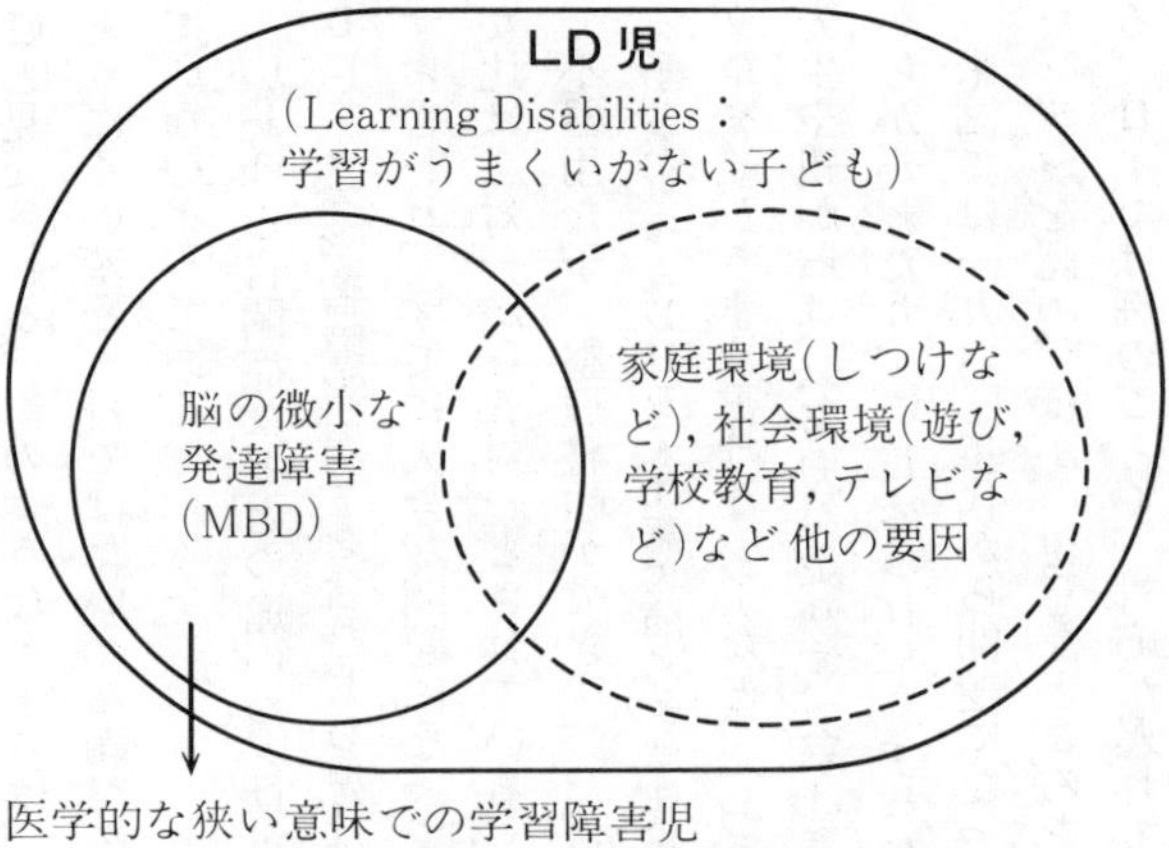

図 6-3　LD 児と学習障害

かを問題にしたが、脳の微小障害による医学的な意味での「学習障害児」は、今まで比較的見分けやすかった知的障害児群と正常児群の中間に位置する〝灰色ゾーン〟の子どもたちである。化学物質の毒性などによる脳の発達異常がごく軽いものから重いものまで連続的であるのは当然のことと思われる。ただ、アルツハイマー病の〝灰色ゾーン〟の診断がむずかしいように、このような「学習障害児」もどちらとも言いにくく、これまで表に出にくかっただけである。

もっとも、表に出にくいと言えば、障害の度合いがより重い場合は、胎児が途中で死んで流産となるし、さらにひどければ、より初期の障害が起き、受精卵が着床できなかったケースなど、「本人も気がつかない流産」となって、外見的には不妊と見なされる。このようなケースは、プライバシーがからんで、死産・流産ですらデータがとりにくい産婦人科ではたいへん調べにくく、実際の数がどのくらいなのか、データは得られていないようである。

いわゆる自閉症などとの違いなど境界例をどう判断するかはむずかしいが、医学的な（MBDによる）「学習障害児」を含むLD児は、日本の教育現場でもいまや全児童の三％を占めるとすら言われ、すでに大きな問題になっている。どういうわけか男子に多く女子には少ない。男女比は三対一から五対一とされている。ほかの知能は正常範囲であることが多い。運動が苦手で不器用な子、整理整頓ができず、だらしない子、授業中落ち着きがない「多動児」とよばれる子（最近はADHD＝注意欠陥／多動性障害＝と診断されることが多い）、漢字を覚えられない子、文章や絵がうまく書けない子など、一つ一つの〝障害〟は軽いが、みんなについていけなくなり、先生や親からは、「努力が足りず、怠け者でしょうがない」と思われてしまい、できないことをからかわれたり、いじめられたりするケースが多い（参考『LDとは』上野一彦他編、学習研究社）。

米国では一九六〇年代から問題になっていたので、LD児の識別の方法も進み、一人一人のハンディを認め、ほかの得意なところを伸ばすような治療教育のシステムもほぼ確立されている。日本では例のごとく、対応が遅れている。LD児も典型的な多因子性で、遺伝子背景もあるだろうし、家庭をはじめとする環境、胎児のときに母親が飲んだアルコールや、吸ったたばこの煙、化学物質などの被曝、そして妊娠・出産時の各種のトラブルなども危険因子である。

LD児は、治療教育が効を奏したり、自然に発達の遅れが取り戻されたりすることにより、二五〜七〇%は、おさまるか小休止の状態になると言われる。発達中のヒトの脳がもつ可塑性と回復力が頼みの綱である。

2　影響を受けやすい胎児の脳

日本でも、胎児やその脳について世界的レベルで重要な研究を続けている人がいる。

吉永小百合が主演した「夢千代日記」を覚えている方は多いだろう。山陰地方のとある温泉町で、置屋を営む夢千代は、母親の胎内にいたとき広島で被爆したことが原因で白血病となり、残り半年のはかない命、という設定になっている。

ところが、この映画について、有名大学の教授たちが「子宮内被爆で白血病になるはずがない。でたらめだ」という批判を新聞に書かせた〝事件〟があった。しかし〝専門家〟であるはずの彼らは、野村大成(大阪大学医学部)のおこなった重要な実験を知らなかったらしい。野村はすでにその学位論文（一九七四年に国際誌発表）で、次のような事実を指摘していたのである。

その実験によれば、マウスの妊娠中に一回だけウレタンという化学物質（日本ではかって鎮痛剤の溶媒として大量に使用された）を注射すると、受精直後は受精卵が死んで着床しないらしく、一見不妊のように見える。胎児のはじめの時期に注射すると、胎児が死んでしまう（流産する）か、大きな形態異常（多指など）が起こった。ところが、妊娠安定期になってから注射すると、子どもは普通に生まれるにもかかわらず、一年後（マウスの寿命は約二年だから、人間であれば誕生数十年後にあたる）に、肺や肝臓や脳に各種のガンが発生する。さらに、マウスの妊娠中に少しだけX線（放射線の一種）をあて、その母から生まれたマウスの離乳後、ウレタンを少しだけ与えると、X線をあてないときの数倍の頻度でガンが発生した。

一九八八年、ようやく日本政府は、広島と長崎の被爆者の追跡調査から、子宮内被爆した人では、約四〇年後から白血病を含むガンが増えていた、と公表した。「夢千代日記」の設定は正しかったのである。ガンは多因子性の病気なので、子宮内被爆して生まれた人が、生後、一般の人と同じように多くの化学汚染物質に囲まれて育つことにより、ガン年齢に達したとき、より多くのガンが発生しはじめたのであろう。

ガンやアルツハイマー病のように、発病までに四、五十年かかるような「環境病」は、多因子性であることが多い。少量の放射線と少量の化学物質の二つが重なると、一つだけではガンが発生しなくとも、相乗効果でガンが発生しやすくなるのである。これも、有吉佐和子のベストセラーである『複合汚染』の問題である。ガンの発生メカニズムについての有力な仮説である「2ヒット説」(ガンはそれぞれ独立の二つのステップが起こって初めて発病するという説)とも話が合う。アルツハイマー病でも、「βアミロイド蛋白の神経毒性」+「老化にかかわる環境(内在)因子」という2ヒット説が、最先端の研究者のあいだで騒がれはじめている。

野村の実験について少し補足しておこう。ウレタンという化学物質は同じなのに、その注射の時期が違うことで、不妊、流産、形態異常、ガンという具合に、見かけはさまざまに異なった障害が生じていることに注意が必要である。このマウスの場合、いろいろな異常の原因物質がウレタンであることは、実験の前提として最初からわかっているが、ヒトや野生の動物などに不妊、流産、形態異常、ガンが発生しているとき、その原因が一つの物質だということは、普通は想像できないだろう。最近、一般にも急に注目を浴びている〝環境ホルモン〟も、ウレタンのように多面的な毒性をもつものが多く、それだけに実態の解明がむずかしいと言える。

毒物は普通、その致死量近くで、生物体に悪いことをすることが多い。数々の毒性試験(安全性試験)でも、短期試験・長期試験ともに、簡単なこともあり「致死量」が重視されている。

しかし、致死量に比べればまったく少ない量や濃度で、脳に作用し、行動をおかしくしてしまう物質も報告されている。藤井儔子(帝京大学医学部)は、ゴルフ場でよく使われる除草剤グルホシネートを、毒性を調べる目的で、妊娠したラットに与えてみた。すると致死量の数十分の一程度の量でも、生まれた子どもは易興奮性で噛み合った。また雌ラット自身は正常では噛み合わないが、高濃度のグルホシネートを与えると凶暴になり、噛み合いを続け、片方が死ぬまでやめない場合があった。

子宮内で原爆の放射線を浴びて生まれてきた子どもの中には、多指などの、一般的な形態異常はなく、小頭症が高い頻度で起きた。数学の天才が小頭症だったという例もあるので、頭が小さいこと自体はそれほど問題にはならない。だが、不幸にも、必ず脳の機能障害(知恵遅れ)をともなっていた。しかも、小頭症が起こる割合が、放射線一グレイでは全体の七〇%、〇・一グレイでは八%だった。

ヒトの胎児では、脳の知的機能をになっている部分が、放射線に対してとくに弱く、人体に対する放射線の悪影響でいちばん低い線量で引き起こされるのが、胎児の脳の発達・機能障害なのである。ヒトをはじめ哺乳動物の脳がいかに精巧にできており、形態異常がなくてもその機能が壊れやすいかは、このようなデータが物語っていると言える。

3 〝キレる〟のはなぜか

ここまで書いてきて、ちょうど前著で「アルミニウム」の危険性に触れるかで迷ったのと同じ心理状態になった。それは、はっきりとした証拠がまだ少ない一方、否定する根拠もないが研究者なら当然考える可能性を書くか、の問題である。

最近、行動の抑制がきかなくなり、〝キレる〟子どもや、感情の抑制ができず〝ムカつく〟子どもが多いといわれる。テレビアニメの「ポケモン」のある場面での強い光刺激によって、多くの子どもがてんかん様の発作を起こしたという騒動もあった。

これらの件に関しては、私たちの研究のなかで思い当たることがあった。第4章でも述べた、胎児の脳の神経細胞を培養してつくった神経回路の自発的な「同期発火」の繰り返しである。この研究結果を最初に発表したとき、高名な記憶生理学の先達がすぐ興味をもってくださり、「これはシナプス形成の良い実験系だが、てんかんのモデルともなるよ」と言われたのを覚えている。

実は、ヒトの場合でも、子どものころはてんかんを起こしやすく、成人になるにしたがって抑制系が発達して治っていくことが多い。てんかんは、脳の発達・成熟とともに起こりにくくなるのである。

ここまでのことを統合すれば、胎児期からの化学物質汚染により、脳に小さな異常や発達の遅れが起こり、抑制系の発達が不十分になり〝キレ〟やすくなる、という因果関係を思いつくのはむしろ自然なことだろう。化学物質で損なわれる脳の部分はさまざまであろうし、また抑制系にかぎらないから、MBDによる学習障害児にさまざまな症状が起こることも納得できる。ただ、てんかんが治っていくことが多いように、MBDによる学習障害児のような軽い異常の場合、成人になるにしたがって、遅れていた発達が追いつき、なにごともなくおとなになる例が多いことも強調しておきたい。言語の習得をはじめ、記憶のしやすさと同様、脳の柔軟さは子どものときが最大で、シナプス再生などによる機能修復も盛んに起こっているので——なにしろシナプス再生は老人やアルツハイマー病の脳の中でさえ起こっている——、若い脳はこのように障害からの回復も可能なのだろう。

しかし、人間の脳の機能の発達(行動)は、発達期の脳の化学物質環境だけでなく、外界からの刺激(体験)によっても大きく影響される。

人間はどうして普通は他人を殺さないのだろうか。それは、これまでの社会では、一般に

「人を殺すな」ということが繰り返し脳の中に刷り込まれていたからである。私は世界各地の名山・名峰を訪れ、山はもちろん、花や鳥や景色を眺めることを趣味にしている。このような山のふもとには、先住民族、少数民族といわれる人々が住んでいて、その人たちの生活や習慣を垣間見たり、教えてもらったりする機会も多い。本の知識を含め、私たち人類は、「少なくとも同じ集団の人間を殺してはならない」といった禁止事項を持っていることが多い。いわゆる「タブー」である。宗教でも「モーセの十戒」には「汝殺すなかれ」、仏教には不殺生戒がある。なぜこんなことになっているかというと、実はヒトはもともと攻撃性が強く、同種内殺戮という、ほかの〝まとも〟に進化した動物では考えられない、愚かなことをしてしまうことがもとから多かったからであろう。ほかの動物の脳で効いているような、強い抑制のシステムが、なぜかもともと欠落している。そこで、タブーや戒律で繰り返し〝刷り込む〟ことによって、かろうじて殺人をしないようにしているのだ。しかし、それが完全とはいかないのは、歴史や現実が、いやというほど実証してくれている。したがって、日本では昔から、仏教の力により、「人を殺してはいけない」というしつけが一般におこなわれてきた。ところが、最近は親がこの最低限のしつけすら放棄していることが多い。

昔は、そのような場合でも地域社会がカバーしていたが、いまは核家族である。当然のことながら、学校ではこんな「当たり前のこと」は教えない。いや「人を殺してはならない」という〝知識〟は覚えているが、死体も見る機会がないのだから、恐ろしさなど経験しない。むしろ、テレビゲームなどで安易に画面上で殺人を繰り返し、快感をえているので、タブーや十戒、殺生訓のように、禁を破ると恐ろしい罰を受ける、といったような悪い報いがなく、むしろ逆である。ヒトの脳は、「殺人の禁止」というような高次の働きはもともと組み込んでおらず、コンピューターと同様、そのように入力されていない脳にそのように働けといっても無理なのである。

繰り返すが、子どもたちの問題の一因には、化学物質汚染という物質的環境だけでなく、ヒトの脳の発達にこれまた重要な部分を占める、人間関係としての家庭・社会・教育環境の欠陥もあるのであろう。そのような意味で、すでに「複合汚染」が進んでいるのかもしれない。

4　希望的側面

ともかく私たちは、たいへんな時代に遭遇しているのは確かなようである。この一〇〇年のあいだに、あまりにも多くの化学物質が作られ、毒性に気がつかれないままに使われ、環境中にばらまかれてしまったのである。「潜行拡大型汚染」の影響として、どのようなことが起こってくるのか、予測がつかないところがある。

しかし、子どもたちの問題をめぐっては、アルツハイマー病に比べて、二つの希望的側面がある。一つは、前にも述べた回復を可能にする若い脳の大きな可塑性である。ＬＤ児、学習障害児でも、ケアが良ければ、いずれ発達の異常・遅れが改善され、取り戻される可能性がある。もう一つは、研究、ことに実験動物を使った研究のしやすさである。アルツハイマー病のような脳の高次機能の老化にともなう障害を本当に研究するためには、実験動物はサルを使わざるをえず、しかも、サルでも老化の過程は個体差が大きく、実験はきわめてむずかしく、コストも時間もかかる。しかし、子どもたちの脳にかかわる、脳の発生・発達の研究は基本的レベルではマウス、ラットなどのねずみの脳で十分で短い期間ですみ、脳の発達は純系の動物のあいだでは時計ではかったように均一である。

長い年月をかけた実験をしないと、結果は出ないので、現時点では推測するしかないが、発生・発達時にできた脳の障害は、のちのちになってアルツハイマー病の危険因子となる可能性がある。胎児のときつくられた神経細胞が、そのまま取り替えられることなく、一生機能しつづけなければならないわけだから、何万もの正しい蛋白を数十年作りつづけるための設計図である遺伝子へのキズが蓄積することも気になる。胎児期の障害が、アルツハイマー病と全く無関係とは言えない。

三　新しい健康学へ

現代ほど「健康」がキーワードになっている時代はあるまい。これは、現代がたいへんに不健康な環境であることと裏腹で、人々は本能的にそのことに気がついているのだろう。はっきりとした病気ではなくても、疲れやすい、調子が悪い、アレルギーだ、体重が増えすぎる……などと思っている人は多い。精神病とは言えないにしても悩みが多く、ストレス状態である人も多い。人々は、なんとかそのような状態にならないよう、そこから脱け出したいがために、危なそうなものに注意し、一方、数々の〝健康法〟に走るわけである。

しかし、それらのものが実はどれほど危ないのか、健康法が本当にからだに良いのかについては、「私は〇〇で健康になりました」という体験談では証明になっていないことは言うまでもない。たとえそれが事実であったにしても、たまたまそうなっただけかもしれない。したがって、もう少し合理的な手段としては多くの人々について系統だって調べることや、なぜそういう効果や危険があるのかを知って、良い・悪いを決めたほうが賢明である。

「ボケに効く」、「老化防止にいい」など、健康薬・健康法に関する情報はあふれている。情報化社会とは、つまらない情報があふれすぎて、かえって大事な情報が見えにくくなる社会でもある。たいせつなのは情報の量ではなく、質にある。アルツハイマー病に関する一般の人向けの講演会の後、「○○はボケに本当に良いのですか」と質問されることが非常に多い。本書では、それらの健康法や健康薬のなかで、「これは良くあれは悪い」というリストをあげるわけにはいかないが、「新しい健康学」という視点から述べておく。

森鷗外は、当時、最先端の衛生学(繰り返しになるが、直訳は「健康学」)をもって、ドイツ留学から帰国し、『衛生新誌』などの雑誌を創刊して、科学的手法による病気や障害の克服を日本でも根ざさせようとした。

しかし鷗外は、ドイツに留学したとき、あまりにも華々しいコッホの結核菌の発見などを目の当たりにしたためか、基礎医学偏重のドイツ医学派の〝権威〟に弱かった。日本の当時の国民病であった脚気が細菌によるとする説を疑うことなく受け売りし、自分でも主張した。一方、イギリス医学を身につけた海軍軍医総監・高木兼寛は、綿密な疫学調査などから、白米のみを主食にした食事が危険因子であると見抜き、軍艦「筑波」の遠洋航海で食事を改善する介入型の疫学実験をおこない、見事に脚気の発生を予防した。高木は現在の東京慈恵医大の創設者であり、日本で初めて看護婦の養成を始めたことでも知られる。そしてその後、脚気の原因は、東京帝大の農芸化学者・鈴木梅太郎によって発見された米ヌカの成分オリザニン（のちのビタミンB_1）が欠乏して起こるためとわかった（吉村昭『白い航跡』講談社、に詳しい）。

医学者としての森林太郎は、やがてみずからの誤りに気づいたのであろう。心は徐々に医学の世界から離れ、文学の世界に移っていったと思われる。しかしながら、日本に移入されたはずの、基礎医学に基づく実験を重視するドイツ医学も、常にマイノリティーであった臨床と統計を重んじるイギリス医学も、日本では本当の健康学としては育たず、現在に至る水俣病をはじめとするさまざまな健康被害の多くを未然に防ぐことはできなかった。

鷗外の時代には、取り組むべき問題は、脚気であり、結核、コレラ、赤痢などの感染症であった。原因は一つで比較的簡単にわかり、対策もたてられた。しかし、これまで述べてきたような「二一世紀の多因子性の環境病」に対しては、科学実証至上主義では手遅れとなるので、全く新しい考え方と方法が求められる。

現代の地球環境のもと、とくに「先進国」でいちばん気にしなければならないのは、「危ないもの」の情報である。いくら健康法に励んでいても、化学物質のもっている毒性を消すことはできない。せいぜい、症状を軽くする可能性がある、という程度とみるべきである。

しかし、前著『ボケの原因を探る』で強調し本書でもしばしば触れたように、こと脳に関する限り、脳があまりに複雑なので、そのようなずばりの研究は困難で、「危ないかどうか」という情報すらない、すなわち毒性が未知である化学物質がたいへん多い。DDT、有機水銀、ダイオキシン、ビスフェノールAなどは、実際に被害を起こすまでその毒性が一般にあまり知られていなかった物質である。したがって、「危ないという情報をできるだけ早く知る必要がある」と言ってみたところで、現状では普通の人はどうすることもできない。医薬品の副作用について、最近、情報センターができたように、化学物質の毒性についての情報センターを、化学者や毒性学者の協力でつくりあげるべきだろう。インターネットなどを利用し、アクセスしやすくすることは言うまでもない。

もう一つ重要なのは、「どのくらい危ないか」の情報の問題である。今までの毒性学では、ある物質を使った量に比例して毒作用が出るというのが、常識だった(これを「用量依存性がある」という)。しかし、〝環境ホルモン〟などでは、〝超〟微量で害をおよぼし用量依存性が見えにくいことがわかってきている。したがって、人体に入りうる量で毒性が出る物質は、「微量だから大丈夫」というふうに考えず、とにかく避けられれば避けるとしたほうが安全だ。

さらに動物実験などのデータで、どのような被害が予想されるかも重要である。発ガン性、生殖毒性、免疫毒性、神経毒性があることがわかったものは、万一、障害が起こったときの被害が重大であるので、そのような情報が一つでもあったら警戒するにこしたことはない。これは「リスク・アセスメント」の常識である。少なくとも、〝便利・軽い・安い〟などの理由で、最近製品化されたものについては(プラスティックでもアルミニウム製品でも)、危険の可能性が少しでも示されれば、簡単にできることなので、もともと使っていたもの(陶磁器、鉄製・木製など)に戻すのがよいだろう。

これまでの歴史では、まず、「未知」を「安全」と言い換え、危険だというデータが出てくると、「慢性毒性試験で(仕方なく)おこなっている短期間での高濃度または大量投与は実際にはありえない」とか「動物実験の結果は人間にはあてはまらない」と言って、そのデータの不十分さを衝くことで、「危険がきちんと証明されていない。ゆえに安全」という奇妙な論理のすりかえが往々にしてまかり通ってきた。試験に対する批判は、理屈としては正しくても、それが、今日の事態を招いているのである。正田彬はすでに『消費者の権利』(一九七二年、岩波新書)のなかで、一九五〇年のチクロ問題について、「安全を確認した場合に販売を認める」という原則が、いつのまにか「危険性が確認されてから禁止する」という運用にすりかわったことを指摘している。

さて、以上は危ないものを避けるという話だったが、健康法のほうにも、全く効果がないだけならまだしも、「かえって有害」というものもあるので、注意が必要である。茶とかワインなど、古くから飲食されてきたようなものは安全と言えるが、漢方薬でも副作用はある。電解法による〝アルカリ水〟にはアルミニウムが濃縮される。

『ボケの原因を探る』で詳しく述べた、ヒトの脳がもともともっている複雑さや特殊性は、近代科学が最も苦手とするもので、ことに、脳の高次機能を分子レベルで厳密に科学的に実証することは、「言うは易しおこなうは難し」である。ましてや、有吉佐和子が『複合汚染』で早くから指摘していたように、慢性毒性による危険度の予測は、科学実証主義では手遅れになる。ヒトに被害がはっきり出るに至る前には証明できないからである。

したがって、「二一世紀の脳」、いや、身体全部の健康を守るためには、これまでの概念や常識を変えていく必要があると、私は思う。山に登っていた学生時代に、先輩からたたきこまれたことのなかに、「山では何が起こるかわからない。常に最悪のことを考えて行動せよ」という心得があった。二一世紀の脳の健康を守るためには、たとえ後に「あれは杞憂だった」と笑われることがあろうとも、危険が少しでも示されたならば、慎重にそれを避けるのが賢明であろう。生存と健康を考えるとき、そのためのコストは、一見無駄で緊急でないように見えても、払わなければなるまい。科学合理主義では、これを無駄とは言わず、安全のためのコストと考えている。

「君子危うきに近寄らず」とは、はるか昔、孔子の言葉である。だが、現実には個人の努力によって避けられるものには限界がある。たばこをめぐる事態の推移のように、多くの人々による社会的合意のもとに、とりあえず一つ一つ「危うき」を避けていくことになろう。

二〇世紀を代表する科学哲学者カール・ポッパーは、ノーベル賞を受賞した神経生理学者ジョン・エクルスとの『自我と脳』という共著もあるが、「科学は(絶対的な)真実を述べているものではなく、人間が現実生活で当面する問題の解決のために提案した、とりあえずの仮説である」ことを指摘したことで知られている。彼の自伝のタイトル『果てしなき探究』は、二一世紀にはこのように読みかえなければならないのであろう。

前著と同じく「パンドラの箱はすでに開いてしまっている」のだが、希望はまだ残っている。

あとがき

旅には思いがけない〝出会い〟がある。〝遊び〟の旅であっても、それがときには大なり小なり人生の転機となることすらある。

それは、学生時代にお世話になった深田久弥さんとの縁もあり、「定年後のボケ対策」と称して、藤田恒夫先生の御好意で楽しませていただいている「私の世界百名山」の連載（雑誌『ミクロスコピア』新潟考古堂）のためにカナダの山々を訪れた旅のある夕方のことだった。

先住民族シュスワップの人々がユーハイハスフンとよんで山名とした、らせん状の横縞の雪が夕陽に輝いていた。ロブソン山牧場の山小屋からのカナディアン・ロッキー山脈の最高峰の眺めである。夕食の鐘が鳴って、少ない泊まり客が食堂に集まる。私のテーブルにはスイス国籍の元小学校教師夫妻、ニューヨーク州の環境保護団体に勤める生態学者と病院の心理カウンセラーのカップルの五人が座った。全員がバードウォッチャーであることがわかり、今日見た鳥を数えて話がはずんだ。

そのうちワインがはいり親しくなり、私がアルツハイマー病の研究もしていると知ると、身近に患者がいる彼らから、かわるがわる根掘り葉掘り質問ぜめにあった。「どうなったらアルツハイマー病というのか」「なぜアルツハイマー病になるのか」「治療薬はできるのか」「どんな予防法があるのか」「いったい科学でアルツハイマー病が克服できるのか」。ことに元学校の先生は、野鳥を眺める楽しさを教えて下さった高野伸二さんと同じく鳥の鳴き真似も上手だったが、論理的な思考、討論にも強く、ちょっとでも曖昧なこと、おかしなことをいうとすぐつっこまれて困った。たしかに仕事の一部としてアルツハイマー病を研究していながら、自分の基礎研究分野以外のアルツハイマー病の知識はかなり通り一遍で浅いため、詳しくつっこまれるとシドロモドロになったことが再三だった。

不勉強の言い訳ではないが、最近、科学はもちろん、医学の分野でも「より狭くより深く」となってきている。一人の人間をみる臨床ですら、内科はすでに胃、腸、肝臓など臓器別に専門化しており、脳神経系は神経内科として独立していることが多い。私の本当の専門である脳の科学、神経科学も、相手が複雑であるがゆえに細分化も激しく、ことに分子レベルの研究はひどい場合は〝一人一分子〟と皮肉られる始末である。私もそとからはアルツハイマー病の

〝専門家〟と思われるのかもしれないが、一人が受けもっている範囲は非常に狭く、他の分野を勉強する余裕も一般にはなく、なかなか全体を見通せないのである。

このとき、もう一つはっきり再確認させられたのは、私はいつも研究者の立場でものを考えているという事実である。前著『ボケの原因を探る』はアルツハイマー病などの痴呆と脳の研究のかかわりを研究者の立場から書いたものである。しかし読者からの反響の多くは、「アルミ鍋をどうするか」といった、現実にアルツハイマー病を心配している人々からだった。

実はアルミニウムに関しては、私が言いだすより先に、生態学者から「ニューヨーク州の湖が、酸性雨のため、アルミニウムなどの金属で汚染され、魚に異常が起こっているが、アルツハイマー病とアルミニウムの関係はどうなのか」と聞かれ、全く驚いてしまった。「アルミニウムに神経毒性はあるし、透析痴呆の例で、アルミニウムが痴呆を起こしたことは確かだし、疫学調査で水道水中のアルミニウム濃度とアルツハイマー病の発症率に相関があることは確かだし……」と本書にも書いたことを述べ、「でも、厳密に科学的に実証するのはむずかしいので……」と言った途端、元学校の先生は「アルミニウムが危険だということは初めて聞いたが、今後注意しよう。あなたの言っていることでただ一つ納得がいかないのは「厳密に実証できていないから……」と言っているが、人間の生存や健康にかかわることで、いったい、事前に厳密に実証できることがあるのか。私たち(ユダヤ民族)は、常日頃から心を配り社会的・政治的に少しでも危険とわかった段階で、それに対処し、亡命などを繰り返すことによって、生き延びてきた。それらの危険が予知されていたのにもかかわらず、「もう少し本当に危ないかどうかわかるまで……」と思って何もしなかった人々もいたが、アウシュビッツに送り込まれてしまい〝厳密な実証〟のサンプルになってしまったのですよ」と言い放った。アングロ・サクソンの白人カップルと日本人は一瞬黙ってしまうほかなかった。

真夜中近く、自分の小屋に戻る途中、酔った頭の中で考えた。私もいつアルツハイマー病になるかわからない、高齢の母親もおり、介護を始めなければならない可能性はもっと高い。研究者ではない立場でも、ものを考えなければと思った。普通の人の立場でアルツハイマー病をもっと幅広く勉強し直そうという気になった。指摘された科学実証主義の限界についても、昔やった環境汚染物質の神経毒性の評価法の開発をとおして、また脳の高次機能を分子レベルで実験的に研究した約三〇年の経験からも、うなずける面があった。

ポプラの綿毛が黒い山影を背景に雪のように風に舞っていた夜だった。

ちょうどその頃から、アルツハイマー病の原因研究が米国を中心に大きく進み、「βアミロイド蛋白説」が、最も整合性の高い仮説として多くの研究者に受け入れられるようになってきた。そこで、これまでも前著『ボケの原因を探る』に、重版の機会をとらえて新しい情報やデータを追加してきたが、アルツハイマー病以外のボケや脳研究についても総合的に扱った構成の中ではきゅうくつになってきたし、アルツハイマー病自体に対する関心の高まりも受け、新しくアルツハイマー病に集中して書き下ろすことにした。米国に続き、日本でも何人かの先駆者によりアルツハイマー病の早期発見、早期治療の試みが具体的に始まっていた。そのことを原因研究の進歩とともに、実際にアルツハイマー病になることを心配している人々、両親、配偶者がアルツハイマー病になり、その介護のたいへんさを心配している人々へ伝えようというのが本書のねらいである。わかりやすさを念頭においたつもりだったが、やはり研究者の〟地〝が出てしまったところが多く、申し訳なく思っている。

かつて「生まれてからのヒトの行動の経時変化の総和(積分)が人生を決める」というようなことを書いた覚えがある(「脳と心の始まり——脳進化論序説」、多田富雄・中村雄二郎編『生命——その始まりの様式』誠信書房)。明らかに人生の半ばは過ぎた今、このような本を書くためにも、過去いかに数多くの人々に教えられ、刺激され、励まされてきたかを想う。ことに二〇代で留学した英国での経験が大きい。近代科学とはどのようなものなのか、どのように研究すべきか、研究者の社会的責任とは何かなど、文字通り脳の中に刷り込まれた。何よりも、日本では分子遺伝学の研究しかしていなかった私の「脳の研究をしたい」という希望を無理を承知でかなえてくれたブリティッシュ・カウンシル、今は亡きヘンリー・マッキルウェイン・ロンドン大学精神医学研究所教授（脳切片技術の創始者）、黒川正則東大名誉教授などの助力がなければ、そもそも脳の研究を始めることさえできなかったからである。

本書を書くにあたっては非常に多くの英文・和文の論文や本を参考にした。情報の内容・表現には書かれた時点の新古もあり、かなり異なることがあり〝何が本当なのか〟についてはまだわからないということは多々残っている。一般書のため文献の引用は最小限に留めたが、第4章については雑誌『科学』一九九七年九月号に書いた「アルツハイマー病の発症メカニズムと危険因子」の参考文献を手がかりにしていただきたい。

コンピューター検索を使ってみればおわかりになるが、「アルツハイマー病」と入力しただけで、医学分野だけでも数千件以上もの情報がわっと出てきて、どれを見たらよいのか途方に暮れるだろう。情報化社会といわれるが、この社会での最大の問題はどれだけたくさんの情報をもっているかではなく、どれだけ質の良い情報をもっているかである。

脳の記憶システムの遺伝子や分子レベルの研究は、私のもともとの専門で、長年の蓄積があり情報の質の判断もしやすいが、アルツハイマー病を理解するのに必要なその他の脳科学の分野については国内、国外を問わず、幅広い人々のお世話になった。とりわけ三つの文部省重点領域研究班の流れの関係者、アルツハイマー病について勉強した〈脳老化・老年痴呆〉(朝長正徳、宮武正、立石潤班長)、「神経細胞はどのように死ぬのか」を常に考えさせてくれた〈神経難病・神経細胞死〉(永津俊治、吉田充男、金澤一郎、水野美邦班長)、記憶など脳の高次機能をシステムとして理解する機会を与えてくれた〈脳高次機能〉(甘利俊一、丹治順班長)に感謝したい。ことにこの本を書くにあたっては、私の専門からいちばん遠い臨床面のことを中心に小暮久也先生をはじめ、数多くの先生方からいろいろ実際的な御意見をうかがい協力していただいた。厚く御礼申し上げる。とてもすべてのお名前をあげきれないのを平にお許し願いたい。しかし言うまでもないが、本書の内容は私個人のみが責任を負うものである。ポッパーの指摘するレベルのことばかりでなく、筆者の非力により、もっと卑近な誤りや不十分な点があると思う。御指摘・御批判をあおぎたい。

書き終わってみると、ヒトの脳での記憶システムと、その障害であるアルツハイマー病などの痴呆の研究の最先端は符合することが多いように感ずる。ある物を見るとき、片方の眼だけで見ればその奥行きがわからず、二つの眼で見る複眼視をすることによって実体が浮かび上がってくる。この面でも「ヒトの記憶研究とアルツハイマー病研究は表裏一体だ」と言ってアルツハイマー病研究にさそって下さった故朝長正徳先生の御恩を改めて思いかえすとともに、この本を献げたいと思う。

最後になったが、長い間お世話になっている東京都神経科学総合研究所および東京都衛生局の方々、この本を書くのを可能にしてくれた本田幸子さんをはじめとする研究室の皆さん、よき〝相棒〟となってくれた岩波書店の相良剛さんに感謝したい。そして書き忘れてはいけない連れ合いの純子にも。

玉川上水に散るヤマザクラの花吹雪を眺めながら

一九九八年四月

黒田洋一郎

黒田洋一郎

1943年東京都に生まれる
1966年東京大学農学部農芸化学科卒業後，東京大学応用微生物研究所（現・分子細胞生物学研究所），ロンドン大学精神医学研究所を経て
1973年東京都神経科学総合研究所研究員
1976年から77年までフランス国立科学研究機構・神経化学センター客員研究員
現在－東京都神経科学総合研究所参事研究員．医学博士
専攻－分子細胞神経生物学，神経毒性学
著書－『ボケの原因を探る』（岩波新書）
『脳と神経の科学』（共著，オーム社）
『神経細胞死 up to date』（編著，クバプロ）
『生物学のすすめ』（編著，筑摩書房）など
訳書－『脳と心』（みすず書房）
『分子神経生物学』（共訳，オーム社）など

アルツハイマー病　　岩波新書（新赤版）561

1998年5月20日　第1刷発行
1999年6月4日　第6刷発行

著　者　黒田洋一郎（くろだよういちろう）

発行者　大塚信一

発行所　株式会社 岩波書店
〒101-8002 東京都千代田区一ツ橋2-5-5
電　話　案内 03-5210-4000　営業部 03-5210-4111
新書編集部 03-5210-4054

印刷製本・法令印刷　カバー・半七印刷

ISBN 4-00-430561-6　　Printed in Japan

岩波新書創刊五十年、新版の発足に際して

岩波新書は、一九三八年一一月に創刊された。その前年、日本軍部は日中戦争の全面化を強行し、国際社会の指弾を招いた。しかし、アジアに覇を求めた日本は、言論思想の統制をきびしくし、世界大戦への道を歩み始めていた。出版を通して学術と社会に貢献・尽力することを終始希いつづけた岩波書店創業者は、この時流に抗して、岩波新書を創刊した。

創刊の辞は、道義の精神に則らない日本の行動を深憂し、権勢に媚び偏狭に傾く風潮と他を排撃する驕慢な思想を戒め、批判的精神と良心的行動に拠る文化日本の躍進を求めての出発であると謳っている。このような創刊の意は、戦時下においても時勢に迎合しない豊かな文化的教養の書を刊行し続けることによって、多数の読者に迎えられた。戦争は惨澹たる内外の犠牲を伴って終わり、戦時下に一時休刊の止むなきにいたった岩波新書も、一九四九年、装を赤版から青版に転じて、刊行を開始した。新しい社会を形成する気運の中で、自立的精神の糧を提供することを願っての再出発であった。赤版は一〇一点、青版は一千点の刊行を数えた。

一九七七年、岩波新書は、青版から黄版へ再び装を改めた。右の成果の上に、より一層の課題をこの叢書に課し、閉塞を排し、時代の精神を拓こうとする人々の要請に応えたいとする新たな意欲によるものであった。即ち、時代の様相は戦争直後とは全く一変し、国際的にも国内的にも大きな発展を遂げながらも、同時に混迷の度を深めて転換の時代を迎えたことを伝え、科学技術の発展と価値観の多元化は文明の意味が根本的に問い直される状況にあることを示していた。

その根源的な問は、今日に及んで、いっそう深刻である。圧倒的な人々の希いと真摯な努力にもかかわらず、地球社会は核時代の恐怖から解放されず、各地に戦火は止まず、飢えと貧窮は放置され、差別は克服されず人権侵害はつづけられている。科学技術の発展は新しい大きな可能性を生み、一方では、人間の良心の動揺につながろうとする側面を持っている。溢れる情報によって、かえって人々の現実認識は混乱に陥り、ユートピアを喪いはじめている。わが国にあっては、いまなおアジア民衆の信を得ないばかりか、近年にいたって再び独善偏狭に傾く惧れのあることを否定できない。

豊かにして勁い人間性に基づく文化の創出こそは、岩波新書が、その歩んできた同時代の現実にあって一貫して希い、目標としてきたところである。今日、その希いは最も切実である。岩波新書が創刊五十年・刊行点数一千五百点という画期を迎えて、三たび装を改めたのは、この切実な希いと、新世紀につながる時代に対応したいとするわれわれの自覚とによるものである。未来をになう若い世代の人々、現代社会に生きる男性・女性の読者、また創刊五十年の歴史を共に歩んできた経験豊かな年齢層の人々に、この叢書が一層の広がりをもって迎えられることを願って、初心に復し、飛躍を求めたいと思う。読者の皆様の御支持をねがってやまない。

（一九八八年 一月）